［あじあブックス］
082

中国伝統医学
名医・名著小百科

小曽戸 洋

大修館書店

まえがき

本書は、歴代中国（一部に朝鮮を含む）の医薬に関する人物三三三人の略伝と、主要な医学書四七点を解説したものである。

筆者は以前、大修館書店より『日本漢方典籍辞典』（一九九九年）を刊行した。これには日本の漢方関係医薬書七〇七点を収録し、その著者の略伝も収め、書名・人名索引も完備したから、日本漢方医家人名辞典としても使えるようになっている。刊行以来、その中国バージョンも欲しいとの要望があった。

中国医薬書の辞典を作ろうと長年試みたが、項目数は一千点は下らず、容易には果たせない。一方、人名辞典とすれば、例えば金元四大家のように、一人の医家が複数の医書を著す場合が多いから、項目数はずっと少なくなる。人名項目で著作を書き出し、書名索引を付せば、中国医書辞典としての機能も兼ねることができる。そういう考えから、かつて東亜医学協会の会員の要望に応じて『漢方の臨床』六七巻六号〜六八巻三号（二〇二〇〜二一）に『中国名医解説(1)〜(10)』として五〇音順で二九四名の医家の略伝を書いた。本書の人名の部はこれを材料として基本的に時代順に並べ替え、さらに増補改訂を行ったものである。ただし生没年が不明の人物も多く、南宋と金のように王朝を基準とした場合もある。生没年が判る場合はおおむね没年を優先して配列したが、時代が前後する項目もある。

中国名医とは言っても、中国では専門医家ではなく、医業を専門としない官僚などが伝統医学の発展に寄与した例が多く、本書にはそれらの人々が多数含まれている。職称には、官僚・官吏・学者・文人・士大夫・名士・名医・医家・医師・医者・医学者などの表現があるが、これらの区別は全く曖昧模糊としたものである。医とは称しても官医でない限り、一定の免許制度はないので、医者か非医者かの区別すらなく、むろん本当の意味での名医か庸医かも実はわからない。本書に収録した人物はほとんどが伝統医学系の人物であるが、近現代においては若干の西洋医学系の人物も挙げた。

中国ではこれまで中医人名辞典の類がいくつも出ているが、生没年や著書の成立・刊行年について信頼性を欠く記述がまま見られる。執筆に当たっては現代中国の解説を引き写しにすることは避け、できる限り一次資料かそれに近い資料に基づくよう努めた。

中国人の名称には、姓・名・字・号などがあり、混用されることが多い。また、李東垣＝李杲、朱丹渓＝朱震亨、滑伯仁＝滑寿、馬玄台＝馬蒔、張景岳＝張介賓など、日本と中国で一般的通称が異なる場合があり、本書では混用したところがある。あるいは、立項はしていないが、項目内の解説で別の人物について言及した部分もあり、これらを含めると本書では相当数の人物が登場する。索引を利用して融通を図って頂きたい。

本書は日本の読者が、中国医学ないしは漢方医学の知識を得、研究する際の工具書として役立つよう想定したものであるから、日本との関係についても記述するよう配慮した。本書の特徴の一つと考えている。本書での漢字は、原則として固有名詞でも常用漢字にあるものはそれを用いた。ただ、谿・渓、雞・鶏、註・注などは場合によって混用したところがある。

読みづらいと思われる漢字にはよみかな（ルビ）を振ったが、日本に古く伝わった熟語は呉音で読み、中世〜近世に伝わった熟語は漢音で読む傾向があるものの、慣用音が一定しないものも多い。たとえば「経」を「けい」「きょう」「ぎょう」、「白」を「はく」「びゃく」、「黄」を「おう」「こう」、「石」を「せき」「しゃく」、「牛」を「ご」「ぎゅう」、「明」を「めい」「みん」、「万」を「まん」「ばん」などと読む場合もあって一定しない。（あくまで参考程度で、主張するものではない。）

解説文中に出る人名・書名で、本書に別に項目が立っている語には右肩上にアステリスク＊の記号を付して便宜を計った。

人物編に挿入した肖像のうち、唐以前の一三名は明の『歴代名医図賛』から引用した想像図である。元以降の二五名の図はすべて実像に基づく絵か写真である。宋以降の人物で想像図に過ぎないものは載せなかった。

後半の重要医薬書解説は概略ではあるが、最新の情報も盛り込んだつもりである。

(参)として挙げた文献の詳細は次の通りである。

『現代東洋医学』とは、かつて医学出版センターが刊行した季刊雑誌で、筆者が三巻四号（一九八二・一〇）から一七巻二号（一九九六・六）に「漢方古典文献概説」として五二回にわたって連載したものである。同雑誌は廃刊になったため、続く五三～五七回は『（月刊）漢方療法』（たにぐち書店）に引き継いだ。当該人物の著書が記載される巻号を洋数字で示した。

『和刻漢籍医書集成』とは、一九八八～九二年にエンタプライズから出版した叢書で、全一六輯、六〇書を収録する。筆者と真柳誠による詳細な解題が付してある。当該人物の著書が収録されている輯を洋数字で示した。

『漢方の臨床』とは、東亜医学協会が刊行する月刊学術誌で、一九八七～二〇二二年に巻頭グラビア連載「目でみる漢方史料館」として掲載した巻号を洋数字で示した。

『中国医学古典と日本』（塙書房）は二〇〇五年の第二版第一刷を用いた。『新版 漢方の歴史』（大修館書店）は二〇一九年の新版第二刷、『針灸の歴史』（大修館書店）は二〇二一年の初版第二刷を用い、該当記事の初出頁を示した。他の書式はおよそこれに準じた。

目次

まえがき　iii

〈人物編〉

太古〜春秋戦国

伏羲　4／神農　4／赤松子　5／黄帝　5／岐伯　7／伯高　7／雷公　8／馬師皇　8／兪拊　8／医緩　9／医和　9／扁鵲　9／文摯　11

前漢・後漢・三国・六朝

公乗陽慶　14／倉公　14／郭玉　15／張仲景　15／呂広　17／衛沈　17／華佗　17／王叔和　18／呉普　19／董奉　19／皇甫謐　20／范汪　21／葛洪　21／羊欣　22／陳延之　22／雷斅　23／褚澄　23／深師　23／全元起　24／陶弘景　24／徐之才　25／姚僧垣　26

隋・唐

巣元方 30／許胤宗 30／甄権 30／甄立言 31／崔禹錫 31／孫思邈 32／楊上善 33／楊玄操 34／張文仲 34／孟詵 35／韋慈蔵 35／陳蔵器 36／鑑真 36／王燾 36／王冰 37／鍾馗 38／昝殷 38

北宋

王懐隠 40／王惟一 40／王袞 41／韓祗和 41／高保衡 41／初虞世 42／銭乙 42／孫兆 43／林億 43／蘇頌 44／沈括 44／龐安時 45／唐慎微 46／史載之 46／寇宗奭 47／朱肱 47／陳師文 48／陳直 49／楊介 49／劉温舒 50／徽宗 50／董汲 51

南宋

荘綽 54／劉昉 54／李朝正 55／洪遵 55／郭坦 56／郭雍 56／許叔微 56／崔嘉彦 57／朱端章 57／葉大廉 58／陳言 58／程迥 59／方導 59／楊倓 60／李檉 60／王璆 60／王執中 61／王碩 61／魏峴 62／周守忠 62／張杲 62／劉信甫 63／盧祖常 63／宋慈 64／張鋭 64／何大任 65／厳用和 65／施発 66／朱佐 66／陳自明 67／聞人耆年 67／楊士瀛 68／黎民寿 68／羅知弟 68／戴起宗 69／駱龍吉 69／魯伯嗣 70

金・元

成無己 72／劉完素 72／張元素 73／張子和 74／趙大中 75／李東垣 76／竇黙 77／王好古

77／許国禎　78／釈継洪　79／周天錫　79／曽世栄　79／羅天益　80／李鵬飛　81／王与　81／杜思敬　81／王珪　82／危亦林　82／呉瑞　83／忽思慧　83／薩徳弥実　84／孫允賢　84／孫仁存　85／斉徳之　85／徐用和　86／葛乾孫　86／朱丹渓　87／艾元英　88／滑寿　88／陳外郎　89／李仲南　89／呂復　90／倪維徳　90／王履　90／楼英　91／戴思恭　92

明

劉純　94／許弘　94／朱橚　95／徐鳳　95／朴允徳　96／劉瑾　96／朱権　96／陶華　97／寇平　97／銭大用　98／全循義　98／董宿　99／方賢　99／周文采　100／熊宗立　100／王璽　101／王綸　102／虞摶　102／呉球　103／趙継宗　103／張世賢　104／劉文泰　104／呉綬　105／汪機　105／任彦国　106／葉文齢　106／万全　107／薛己　107／江瓘　108／李濂　109／陳嘉謨　109／王文潔　110／韓悉　110／管橓　111／龔信　111／高武　111／皇甫中　112／徐春甫　112／張三錫　113／馬蒔　113／孟継孔　114／李象　114／李梃　115／張時徹　116／顧従徳　116／李時珍　116／方有執　118／楊継洲　119／趙献可　120／余応奎　120／羅周彦　121／王肯堂　121／呉崑　122／趙開美　123／聶久吾　123／孫一奎　124／陳実功　124／李中立　125／申拱宸　125／繆希雍　126／武之望　126／龔廷賢　127／周曰校　128／張景岳　129／陳長卿　130／喩傑　130／施沛　130／馬栄宇　131／李中梓　131／何欽吉　132／王寧宇　132／喩昌　133／張遂辰　133／独立性易　134／王良璨　134／戈維城　135／陳司成　135／傅仁宇　136／蕭京　136／孫文胤　136／傅青主　137／呉又可　137／朱巽　138／張璐　138

清

程応旄 142／張登 142／張倬 142／沈自南 143／汪昂 143／郭志邃 143／張志聡 144／周揚俊 144／戴天章 145／高世拭 145／陳士鐸 146／祁坤 146／柯琴 146／張錫駒 147／呉謙 147／葉天士 147／尤怡 148／王維徳 149／黄元御 149／薛雪 149／徐大椿 150／魏之琇 151／黄宮繡 151／呉儀洛 151／呉貞 152／沈又彭 152／余霖 152／楊栗山 152／舒詔 153／沈金鰲 153／兪根初 153／陳修園 154／趙学敏 155／呉鞠通 155／顧錫 156／陳耕道 156／陳平伯 156／鄒岳 157／章楠 157／高秉鈞 157／王清任 158／鄒澍 158／王旭高 158／王泰林 159／王士雄 159／蒋宝素 160／陸懋修 160／朱沛文 160／石寿棠 161／陳定泰 161／費伯雄 161／呉尚先 161／唐宗海 162／柳宝詒 162／周学海 163／余景和 163／柯逢時 164／楊守敬 164

近現代

丁甘仁 166／廖平 166／張錫純 167／張山雷 167／惲鉄樵 167／章太炎 168／曹穎甫 169／陳無咎章 169／謝観 170／祝味菊 170／林幾 171／丁福保 171／余雲岫 172／洪式閭 173／陸淵雷 174／曹炳章 174／承淡安 175／湯飛凡 175／李濤 176／伍連徳 176／馬文昭 176／侯宝璋 177／謝志光 177／張昌紹 177／傅連暲 178／谷鏡汧 178／胡正詳 179／梁伯強 179／顔福慶 179／粟宗華 180／王吉民 180／沈克非 181／程門雪 181／謝誦穆 181／陳文貴 182／蒲輔周 182／陳邦賢 183／王歴畊 183／呉紹青 183／楊簡 184／楊東岳 184／任応秋 184／陳存仁 185／許鴻源 186

〈書籍編〉

漢

漢書芸文志・方技　189／馬王堆医書　190／神農本草経　192／黄帝内経素問　196／黄帝内経霊枢　200／黄帝内経太素　201／黄帝内経明堂　204／黄帝八十一難経　206／傷寒論　208／金匱要略　210

三国・六朝

脈経　212／甲乙経　213／肘後備急方　214／小品方　215

隋・唐

諸病源候論　217／千金方・千金翼方　218／新修本草　220／外台秘要方　221／敦煌医書　223

宋

太平聖恵方　224／銅人腧穴針灸図経　225／素問入式運気論奥　226／証類本草　227／聖済総録　229／小児薬証直訣　231／婦人良方　232／察病指南　233／厳氏済生方・続方　234

金・元

素問玄機原病式　236／儒門事親　236／十四経発揮　237／難経本義　238／東垣十書　238／格致余論　239／局方発揮　240／医経溯洄集　240

明

玉機微義　242／医書大全　243／本草品彙精要　245／医学正伝　246／医学入門　247／本草綱目　249／
素問霊枢註証発微　251／万病回春　252／類経　254

清

温疫論　256／医宗金鑑　257

【コラム】天に昇った黄帝　12／孫思邈　龍の秘方を手に入れる　28／刀圭と国手　52／杏の林　140

あとがき　260

索引　271

人物編

太古〜春秋戦国

医療は人類の誕生とともに発生したといってよい。三五〇〇年前の殷に始まる漢字の甲骨文にはすでに病垂れの字がある。殷に続く周の官僚制度では医療の分業があったという。春秋戦国時代には中国伝統医学理論の基盤が形成された。馬王堆医書などの出土資料がそれを証明している。伝説上では伏羲《ふくぎ》・神農・黄帝の三皇が医学を創始し、扁鵲《へんじゃく》などの名医が数々の逸話を生んだ。

■伏羲（ふくぎ）〔太古〕［1］

中国を創始し、人民を支配、指導したという伝説の帝王に三皇がいる。古来諸説はあるが、医学の分野では、伏羲・*神農《しんのう》・*黄帝《こうてい》を三皇と定めている。伏羲はその最初に現れた帝王で、姓は風。太昊・庖犠・炮犠などとも書き、蒼牙の別称もある。森羅万象の変化を説明し、予測するため、陰陽・八卦（乾《けん》☰・兌《だ》☱・離《り》☲・震《しん》☳・巽《そん》☴・坎《かん》☵・艮《ごん》☶・坤《こん》☷）を発明し、易の基本を作った。火を使うことを始めたともいう。陳に都して一五〇年間在位したと伝える。

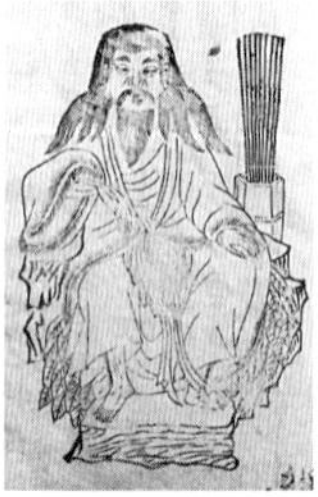
伏羲

■神農（しんのう）〔太古〕［2］

伝説上の帝王。姓は姜。農耕・医薬・商業の創始者として神格化された。『史記』三皇本紀などに伝があり、*伏羲《ふくぎ》に次いで世を治めた三皇の一人。火徳を持つので炎帝とも、烈山に起きたので烈山氏とも、また厲山氏・連山氏・伊耆《いき》氏・大庭氏・魁隗《かいかい》氏などとも称することがある。人身牛頭で角《つの》をもつ神農は、『淮南子《えなんじ》』修務訓によると「古代、人々は草を食べ、水を飲み、木の実を採取し、肉を摂取して生活していたが、しばしば疾病や毒傷に苦しめられてきた。そこで神農は始めて農耕を教え、種々の植物の滋味や飲料水の良否を調べ、その鑑別を知らしめた。これによって神農は一日に七〇回も中毒した」という。この説話は、古代中国人の数限りない経験の集積を一人物の業になぞらえて神話化したものであろう。中国では神農を医薬祖神として祀る風習は後代まで行われた。日本でもその風習は導入され、とりわけ鎌倉時代以降、神農の像を描き、それに賛詩を施した神農画賛を作って崇拝する習慣が医薬業界に定着し、これは明治もしくは昭和時代まで続いた。今日でも各地で神農祭が行われ、またおびただしい数の神農画が伝存している。『神農本草経《しんのうほんぞうきょう》』三巻は神農の名を託する中国最古の本草学書である。天然薬物を人間に対する効能によって、上中下の三品に分類するのが特徴である（三品分類）。『神農本草経』自体は現存しないが、かつて『*証類本草《しょうるいほんぞう》』などから復原が試みられた。中でも種々の史料を渉猟吟味して作成された我が国の森立之《もりたつゆき》本（一八五四）が最善とみられる。(参)『中国医学古典と日本』175頁。『新版 漢方の歴史』40頁

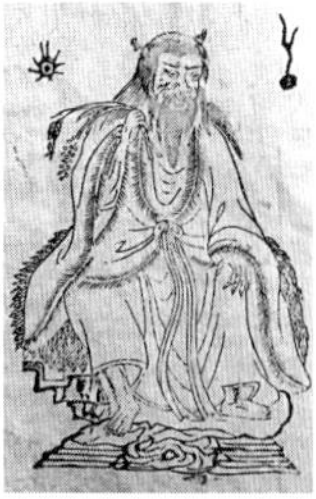
神農

■**赤松子**（せきしょうし）〔太古〕〔3〕

伝説上の仙人。『列仙伝』では*神農の時の雨師とされ、西王母や神農との関連が記される。また、行気・導引・辟穀など不老長寿の術に長じたとする説話もある。

■**黄帝**（こうてい）〔太古〕〔4〕

中国上代の伝説上の帝王。五帝の一人。医学の世界では*伏羲・*神農と並び三皇の一人とされる。

姓は公孫。別称は軒轅《けんえん》・有熊。少典氏の子で、軒轅の丘に生まれたので軒轅氏、また有熊に国したので有熊氏と称される。五行説では黄は土に属し、赤の火徳を持つ神農に代わって天子となり、土徳あるによって黄帝と称した。文字・音律・度量衡・医学・衣服・貨幣の制を定め、漢族の始祖となったという。陝西省中部県西北の橋山の上に黄帝陵がある。古来、黄帝の名を託す医書・道書は多く存在するが、そのうち『黄帝内経』は最も著名。現存のテキストに*『黄帝内経素問《こうていだいけいそもん》』*『黄帝内《こうていだい》経霊枢《けいれいすう》』*『黄帝内経太素《こうていだいけいたいそ》』*『黄帝内経明堂《こうていだいけいめいどう》』『黄帝三部針灸甲乙経《こうていさんぶしんきゅうこうおつきょう》』がある。これらには陰陽五行説を理論基盤とした医学理論、治療原則が説かれ、『素問』には主として生理・衛生（養生）・病理・運気（暦医学）などの基礎理論が、『霊枢』（古くは『針経』とも）には診断・治療・針灸術などの臨床医学が記されている。また『太素』は『素問』と『霊枢』の再編、『明堂』は経脈・経穴の解説書。*『甲乙経《こうおつきょう》』は『素問』『霊枢』『明堂』の文章の混合。これら黄帝の名を冠する医学典籍は中国伝統医学における聖典として、中国歴代、および日本の医学界で重んじられてきた。ただ日本の医学界では古来神農を祀る風習があるが、黄帝単独を祀る習慣はない。㊫『中国医学古典と日本』45頁。『黄帝医籍研究』

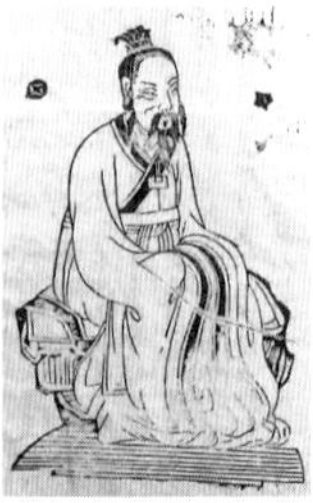

黄帝

■岐伯（きはく）　〔太古〕〔5〕

伝説上の名医。*黄帝の臣下として黄帝と問答し、医学を形成したという。『*黄帝内経（素問・霊枢）』には黄帝と岐伯の問答形式で書かれた文章が多くある。『漢書』芸文志・方技には「太古に岐伯・兪拊あり、中世に*扁鵲《へんじゃく》・秦和あり…」とあり、後世、黄帝と岐伯の二人を総称して医学の創始者（もしくは医道）を「岐黄」「軒岐」と言う。『漢書』芸文志の神仙の部には「黄帝岐伯按摩十巻」の書が著録され、医経の「白氏内経三十八巻、外経三十六巻、旁篇二十五巻」の白氏も岐伯のこととする説がある。

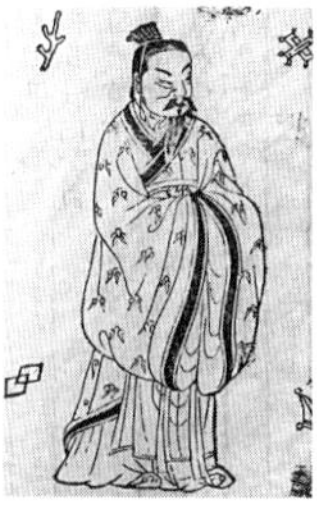

岐伯

■伯高（はくこう）　〔太古〕〔6〕

伝説上の名医。*黄帝の臣下で、少兪らとともに黄帝と医学を論じ、『黄帝内経』の編述に与ったという。『*傷寒論《しょうかんろん》』の*張仲景《ちょうちゅうけい》自序に「上古に*神農・黄帝・*岐伯・伯高・*雷公《らいこう》・少兪・少師・仲文あり」と見えている。また『*黄帝内経素問』には僦貸季《しゅうたいき》や鬼臾区《きゆく》など太古の医家の名も挙げられている。

■雷公（らいこう）　〔太古〕　〔7〕

伝説上の名医。黄帝*の臣下で、黄帝と問答して医論を展開した。現伝の『黄帝内経』に黄帝との問答形式で書かれた篇がある。薬物の調整法（炮灸）に通じたという説から、後の六朝時代の雷斅*《らいこう》（雷公とも）と混同されることがある。また黄帝の時の桐君《どうくん》という人は薬物に通じ、『桐君採薬録（桐君薬録）』を著したという。

■馬師皇（ばしこう）　〔太古〕　〔8〕

伝説上の馬医。黄帝*の時の獣医とされる。中国では古来、医に食医・疾医・瘍医《ようい》・獣医の別があり（『周礼』）、軍馬が貴重であった時代、馬医の役目も重かった。馬師皇は馬医の医聖とされ、『列仙伝』によると、黄帝時代の人で、馬の治療に長けていた。あるとき、病気の龍を針と湯液（煎じ薬）で完治させ、のち馬師皇は龍の背に乗って姿を消したという。㊫『漢方の臨床』49（3）

■兪拊（ゆふ）　〔太古〕　〔9〕

伝説上の名医。拊は跗とも書く。黄帝*の時の医師とされ、『史記』『淮南子』他の古典にその名が見える。薬療・針・按摩などの手技を用い、さらに外科手術をもって百病を治したという。『漢書』芸文志に「黄帝扁鵲《へんじゃく》兪拊方二十三巻」が著録されている。

■医緩（いかん）　［紀元前六世紀頃］　［10］

春秋時代の伝説的医師。『春秋左氏伝』成公十年に記事がある。晋の君主の景公（成公の子。在位紀元前六〇〇〜五八一）が重病に陥り、秦から名医の医緩が呼ばれた。診察した医緩は「これは治らぬ。病が肓の上、膏の下にあるからだ。針も薬も届かぬ。手の施しようがない」（疾不可為也、在肓之上、膏之下、攻之不可、達之不及、薬不至焉、不可為也）と言った。その診断は景公が夢に見たことと全く同じで、景公は感心し、厚く礼をして帰らせた。成語「病膏肓に入る」の来源。

■医和（いわ）　［紀元前六世紀頃］　［11］

春秋時代の伝説的医師。『春秋左氏伝』昭公元年に記事がある。晋の君主の平公（桓公の子。在位紀元前五五七〜五三二。前五一八没）の病の診療に、秦から遣わされた。医和は女色が原因と診断し、「鬼に非ず、食に非ず、惑いて以て志を失う」と言った。陰・陽・風・雨・晦・明の六気の異常な変化が大きな病因となると主張し、晋の宰相・趙孟から良医と評価された。

■扁鵲（へんじゃく）　［上古］　［12］

春秋戦国時代の名医。姓は秦、名は越人。古来の伝記によると紀元前五世紀前後、春秋戦国代の数百年にわたって活躍したことになるが、当時の扁鵲派の累代の医師、もしくは扁鵲を称する医師団を一人物の業績として伝説化したものとも考えられる。『史記』扁鵲倉公《そうこう》列伝によれば、盧の国、渤海郡（河北省任丘県）の人。若くして長桑君なる隠者と出会い、一〇余年間師事して医の秘伝を授かった。後、諸国を遍歴し、趙の国にいた頃、扁鵲と称されるようになった。虢《かく》の国に到った時、虢の太子が突然死し、人々が葬式の準備を進めている場に遭遇した。扁鵲はその病状を聞いて、太子は尸蹶《しけつ》という仮死状態であると判断。主治医に太子の股間がまだ温かいことを確認、納得させ、自ら治療を施したところ、果たして太子は蘇生した。人々は驚嘆し、扁鵲は死人も生き返らせることができると信じたが、扁鵲は当然生きるべき人の手助けをしたに過ぎないと言い放った。

また斉の国の桓侯のもとを訪れた時、桓侯の顔色を見た扁鵲はその病気を察し、即刻の治療を進言したが、桓侯は扁鵲が嘘をついて報酬を取ろうとしていると思って取合わなかった。数日後、不治と察し匙を投げた扁鵲は後難を恐れて逃げ去った。自覚症状に気付いた桓侯は慌てて扁鵲を追わせたが後の祭り。桓侯は扁鵲の予言通り死亡した。この二つの説話は*張仲景《ちょうちゅうけい》の『*傷寒論《しょうかんろん》』序文にも引用されている。桓侯の説話中の「疾の腠理《そうり》に居するは湯熨《とうい》の及ぶ所なり。血脈に在るは針石の及ぶ所なり。その腸胃に在るは酒醪の及ぶ所なり。その髄に在るは司命と雖もこれをいかんともするなし」という語や、六つの不治の病を指摘し、その一つに「巫を信じて医を信じない」者を挙げたことなどは、後世の医書のしばしば引用するところとなった。『史記』では脈診の創始者とも記され、『漢書』芸文志には「扁鵲内経九巻」が著録されている。『*脈経《みゃくきょう》』には扁鵲の書からの引用がある。現伝の『黄帝八十一難経』*は扁鵲の著とされるが仮託。二〇一二年、四川省成都の老官山漢墓から扁鵲流と考えられる医書の竹簡（天回医簡）が多数出土し、注目を浴びている。㊂『新版 漢方の歴史』11頁。『針灸の歴史』44頁

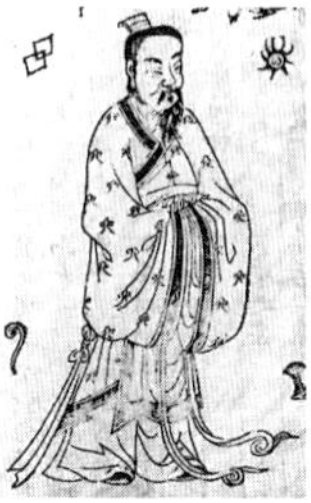

扁鵲

■文摯（ぶんし）

〔紀元前四世紀～三世紀〕 [13]

戦国時代の宋の名医。斉の王が病み、その太子が文摯に斉王の治療を乞うた。文摯は「王の病は怒らせると治ります。しかしそうすると王は怒りのあまり私を殺すでしょう」と言った。太子は「大丈夫です。私が何とかなだめ説得しますから」と。しかし王の怒りは収まらず、王は文摯を殺した。文摯は殺されるのをわかっていて身をもって忠義心を貫いたという逸話。

天に昇った黄帝

黄帝が即位してから一九年。黄帝は山の石窟にいる仙人の広成子を探し訪ね、道の真髄（至道）を尋ねた。広成子は言った。「あなたが天下を治めてからというもの、天候不順で不作が続く。そんな者に道の真髄など教えられない！」と。黄帝はすごすご退出。その後謹慎して心身を清め、再び広成子を尋ねた黄帝は、寝ている広成子に再拝して不老長寿の道を尋ねた。広成子はガバと起きて言った。「されば語ろう。道の真髄は見極めがたいものじゃ。精神統一、心を安寧にすれば、肉体は労倦しない。精神の安寧こそが長寿の秘訣よ」と。

黄帝は以後、心身を安んじ、日夜理想国《ユートピア》に想いを馳せた。理想国はとても遠く、徒歩はおろか、どんな乗り物でも行けない。精神のみが行ける。その国には長《ボス》はいないし、民には欲望がない。生死に無頓着だからこそ長寿である。自己本位でないから愛欲も憎悪もない。成り行き次第だから利も害もない。嗜欲も恐怖もない。水中でも溺れず、火中でも火傷《やけど》しない。霧中でも動け、雷鳴も何のその。険しい山もスイスイ。精神のみは何者も妨げることが出来ないからだ。黄帝はこの真実を忽然と悟った。黄帝の国は理想国に近づいた。

後日、黄帝の前に龍が現れ、黄帝を乗せた。臣下らは龍の髭に摑まって一緒に行こうとしたが、髭が抜けて臣下らは落下し、号泣した。見上げると黄帝は天高く昇っていった。

（『列仙全伝』より）

前漢・後漢・三国・六朝

中国は秦によって初めて統一され、それを継承した劉氏の漢王朝（前二〇三～後二二〇）は四百年にわたり文化を育んだ。漢が中国の代名詞とされるゆえんである。医学も例外ではなく、漢代には今日まで聖典と貴ばれる『神農本草経』や『黄帝内経』が編纂され、薬剤療法の『傷寒論』の原典が誕生し、今日の漢方の方向性を決定づけた。三国～六朝時代には数々の名医が現われ、医学の幅を拡張した。

■公乗陽慶（こうじょうようけい）　［紀元前二世紀］　[14]

前漢代の名医。公乗は爵位。名称は陽慶（名は慶）。『史記』扁鵲倉公《へんじゃくそうこう》列伝にその名が見える。

*倉公（淳于意《じゅんうい》）は高后八年（紀元前一八〇）に七〇余歳の陽慶に就いて医術を学び、*黄帝《こうてい》・扁鵲の『脈書』『五色診病』そして『知人死生』『決嫌疑』『定可治』『薬論』などの医学秘書を授かったという。『*傷寒論《しょうかんろん》』*張仲景《ちょうちゅうけい》自序にも「漢有公乗陽慶及倉公」と漢代の名医として記されている。

■倉公（そうこう）　［紀元前三〜二世紀］　[15]

前漢時代の名医。斉の臨菑《りんし》（山東省臨淄）の人。姓名は淳于意《じゅんうい》（淳于が複姓、意が名）。斉の大倉の長官をしていたことから倉公と称されるようになった。『史記』扁鵲《へんじゃく》倉公列伝に伝記がある。それによると、若い頃から医を学び、さらに高后八年（紀元前一八〇）に公乗の職位にあった陽慶に師事し、その秘伝を授かり、*黄帝《こうてい》・扁鵲の脈書を伝えられたという。孝文帝一三年（紀元前一六七）に罪に問われたが、末娘の上申によって許され、代償として倉公自身の医案（治療経験録）の提出を求められた。扁鵲倉公列伝には帝の下問に応えた医案二五項が記録されており、中国最古の診療録として古来注目され、古代医学の実情をうかがう研究資料として用いられる。ただ、これらの医案類は、倉公の手記を後人が追記したとする説もある。㊜『「扁鵲倉公伝」幻雲注の翻字と研究』

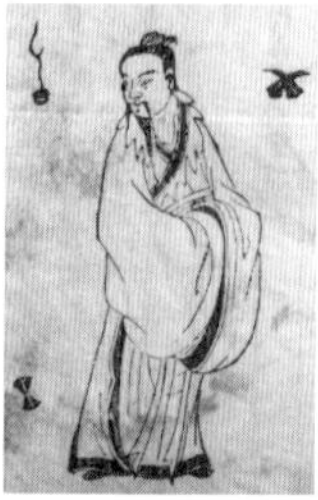

倉公

（一九六）

■郭玉（かくぎょく）　［一世紀〜二世紀］　[16]

後漢代の名医。『後漢書』方術伝に記載がある。広漢郡雒《らく》県（四川省広漢県）の出身。涪《ふう》翁の弟子である程高に医術を学び、秘伝を得た。後漢の和帝の時（在位八九〜一〇五）、太医丞（太医の次席）に任官して多くの治療成績を挙げ、和帝に高く評価された。とりわけ脈診と針術に巧みで、奢らず、貧民にも分け隔てなく診療に当たった。施術の機微は体得すべきで言葉には尽くせないとし、「医とは意のことである（医之爲言意也）」の名言を残した。貴人の治療が難しい事由に①自我が強く任せない、②養生しない、③虚弱過ぎて薬に耐えられない、④快楽ばかりを求める、の四点を挙げ、医者が貴人の脅威におののいているようでは治療は困難であると言った。(参)『針灸の歴史』50頁

■張仲景（ちょうちゅうけい）　［二世紀後半〜三世紀初め頃］　[17]

後漢後期の官僚・名医。南陽（河南省南陽市）の人。名は機、仲景は字。三世紀初頭に『張仲景方』を著したとされ、伝統医学史上、医聖として最も高く評価されてきた人物。*『傷寒論《しょうかんろん》』*林億《りんおく》等序に引用される唐の『名医伝』によれば、医を同郷の張伯祖に学び、周囲から師を越えていると噂されるほどの秀才であった。孝廉《こうれん》（官吏登用資格）に挙げられ、官は長沙の太守にまで至ったとい

う。ただ正史にはその名が見えず、後代の文献（『*甲乙経《こうおつきょう》』『太平御覧』『古琴疏』『抱朴子《ほうぼくし》』『三国志演義』『神仙通鑑』『太平広記』ほか）には登場するものの、これらは創作性が強く、実体は明らかではない。原著の『張仲景方』は多くの改変・編纂過程を経、宋以降、『傷寒論』一〇巻・『金匱玉函経』八巻・『*金匱要略《きんきようりゃく》』三巻となり、今日に伝えられている。現伝の『傷寒論』に載る張仲景の自序には「自分の一族はもと二百人余りもいたが、建安（一九六～二二〇）紀年（元年か）以来、十年も経たないうちに死亡者は三分の二に及び、そのうち傷寒による死が七割であった。このことに心を傷め、従来の医書や処方を集め研究して、傷寒と雑病を論じた書、計十六巻を作った」旨が記されている。『傷寒論』は腸チフス様の急性熱性病である傷寒について、病症経過を太陽病・陽明病・少陽病・太陰病・少陰病・厥陰《けついん》病の六期（六経病）に分け、その病理と治療法を記述している。『金匱玉函経』は『傷寒論』と類似した内容をもつ異本。『金匱要略』には傷寒以外の急性・慢性病（雑病）の治法が収載されている。これらに用いられる薬方は生薬を巧みに組み合わせた複合処方で、その運用法は古来、宋以降の後世方に対して古方と称され、湯液治療の規範とされた。ことに日本では中国の*王履《おうり》・*方有執《ほうゆうしつ》・*喩昌《ゆしょう》・*程応旄《ていおうぼう》らの書に触発され、張仲景の医学を信奉する古方派が江戸中期に台頭し、以降、わが国漢方界の主流となった。出身とされる中国の南陽市には張仲景を祠る医聖祠がある。㊜『新版 漢方の歴史』70頁・183頁。『中国医学古典と日本』267頁

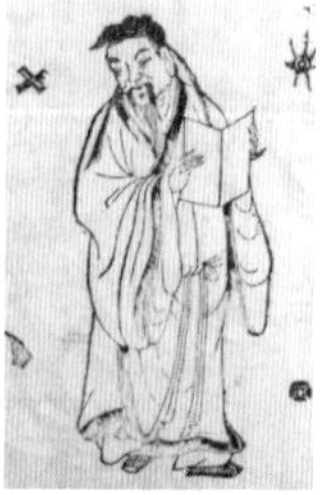

張仲景

■呂広（りょこう）

［二世紀後半〜三世紀前半頃］［18］

三国呉国の太医令。若年より医術をもって世に名を知られ、その道を極めた。赤烏二年（二三九）太医令に就任。著述をよくし、『玉匱針経《ぎょくきしんぎょう》』を撰述。また『難経』に注釈をなし、大いに世に行われたという（『太平御覧』）。『玉匱針経』は失伝した。『難経』の注は宋の『難経集注』に引用文が残存している。呂博とも記されるが、これは隋の煬帝楊広の諱を避けたもの。呂博望とも記されるが、博望は字とする説もある。(参)『中国医学古典と日本』626頁ほか。『針灸の歴史』84頁・92頁

■衛沈（えいちん）

［後漢〜三国？］［19］

沈の字は汎と書かれることもある。『太平御覧』（九八二成）巻七二二方術三に「*張仲景《ちょうちゅうけい》方序に曰く、衛沈は医術を好み、幼くして仲景を師とし、才識あり、『四逆三部厥経《しぎゃくさんぶけっきょう》』および『婦人胎蔵経』『小児顱顖方《しょうにろしんほう》』の三巻を撰し、皆 世に行われた」とあるが、三書いずれも現存しない（現伝の『顱顖経』は衛沈の撰とは認められない）。『医説』（一一八九成）や『歴代名医蒙求』（一二二〇序刊）にも類似の記載がある。

■華佗（かだ）

［二世紀〜三世紀］［20］

後漢代の名医。『後漢書』方術伝に伝がある。沛《はい》国譙（安徽省亳県）の人。字は元化、別名は旉《ふ》。

医術に巧みで、不老不死の術を会得。百歳でも若々しく、仙人と言われた。官職に就くのは拒んだ。針灸・薬剤を用い、麻酔薬の麻沸散を使って外科手術をした。動物（虎・鹿・熊・猿・鳥）の形態を真似た体操療法の「五禽の戯」を発明し、弟子の*呉普《ごふ》に授けた。呉普は『呉普本草』を著した。弟子の樊阿は針灸の達人で、華佗から不老長寿の薬を授かった。魏の名将軍の曹操は頭痛・目眩の持病があり、華佗を侍医にした。華佗は束縛されるのが嫌で逃げ出したが、怒った曹操は華佗を逮捕して殺した。死刑の直前、華佗は秘伝の医書を牢屋の番人に渡し、後世に伝えるよう懇願したが、牢番は拒否した。華佗は巻物を焼き捨て、華佗の秘術は滅んだ。曹操は華佗を殺害したことを深く後悔した。後世、華佗の名前を冠した医書が多く作られた。(参)『針灸の歴史』52頁

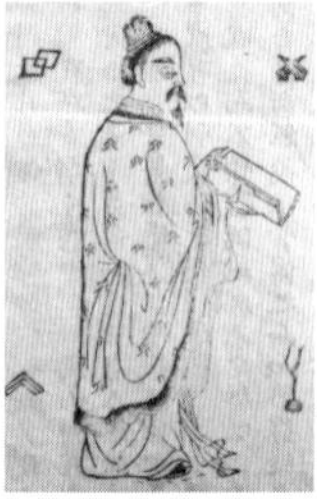
華佗

■王叔和（おうしゅくわ・おうしゅくか）　［三世紀］　［21］

西晋代の医学者。高平の出身。名は熙、字は叔和とされるが、王叔が姓（複姓）であるとする説もある。西晋の太医令（医学長官）を務め、*張仲景《ちょうちゅうけい》の方論を撰次して三六巻本となし、世に広めたと伝えられるが、正史にはその名が見えない。現伝の『*傷寒論《しょうかんろん》』『*金匱要略《きんきようりゃく》』は王叔和の撰次を経たものという。『*甲乙経《こうおつきょう》』自序（*皇甫謐《こうほひつ》、二八二年没）には「近代の太医令の王叔和は仲景選論を

撰次した」と記されている。さらに王叔和は先秦以来、漢に至る旧来の医学書を再整理し、脈を中心とした医学書『*脈経《みゃくきょう》』一〇巻を編纂した。この書には古代の佚文が多く残存しており、古典医学研究上、必須の文献である。後世、王叔和は『傷寒論』を改竄した悪人として貶《おと》しめる風潮が生じたが、その功績は評価に値する。(参)『中国医学古典と日本』314頁

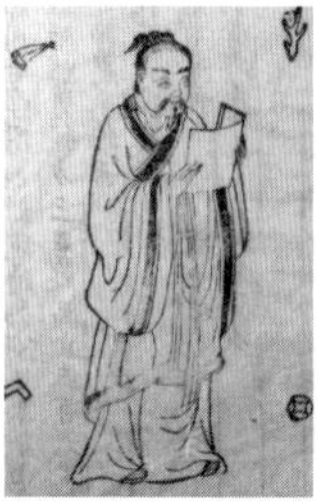

王叔和

■呉普（ごふ）　〔三世紀頃〕　〔22〕

三国時代の医師・本草家。魏の広陵の人。後漢の名医・*華佗《かだ》の弟子。華佗の創作した体操療法の五禽戯を実践し、九〇歳を過ぎてなお耳・目・歯ともに健全であったという。薬物に詳しく、『*神《しん》農本草経《のうほんぞうきょう》』を補訂して四四一種を収録した『呉普本草』を編纂した。『呉普本草』は現存しないが、佚文が『太平御覧』『芸文類聚《げいもんるいじゅう》』『*証類本草《しょうるいほんぞう》』『斉民要術』などに若干残存している。

■董奉（とうほう）　〔三世紀頃〕　〔23〕

三国時代に生きたとされる仙人・医家。侯官（福建省福州市および閩侯県）の人。字は君異。仙人の一人に数えられ、年を取ってもいつまでも若い容貌を保った。治病の術に長け、数々の名治療を行った。治療費は要求せず、重病が癒えた者には杏五株を、軽病の者には杏一株を植えさせたとこ

ろ、数年にして杏の樹で森林ができたという。この故事から医学のことを杏林と称するようになった。

■皇甫謐（こうほひつ）　［二一五〜二八二］　［24］

西晋時代の道士・文人・医学者。涼州安定郡朝那県（甘粛省平涼県）の人。皇甫が姓、謐は名。字は士安、号は玄晏。一族の初代の皇甫携は当地に後漢前期から定住する名族。謐は携の七代の子孫。謐の家だけは貧しく、初めは放蕩であったが、成人して一転して学問に励み、高士として名をなした。西晋の武帝（司馬炎）から絶大な信頼を得たが、終生、官職は辞退した。『晋書』本伝に隠逸者として名を残す。著書に『帝王世紀』『高士伝』『逸士伝』『列女伝』『玄晏春秋』『玄晏先生集』があり、医学では『黄帝《こうてい》三《さん》部《ぶ》針灸《しんきゅう》甲乙経《こうおつきょう》』（単に『*甲乙経《こうおつきょう》』とも。原一〇巻、今本は一二巻）の著者として著名。同書は針灸医学書の嚆矢とされるが、内容は『黄帝内経素問』『黄帝内経霊枢（針経）』『黄帝内経明堂』の文章を身体部位・病気・事類別に再編したもの。㊂『針灸の歴史』95頁。『黄帝医籍研究』275頁

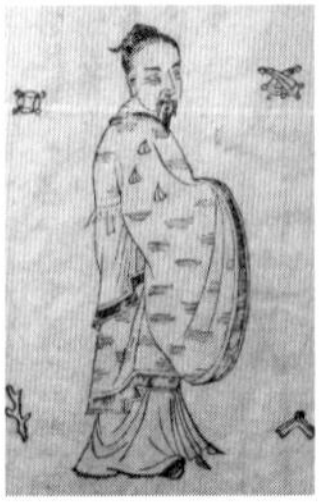

皇甫謐

■范汪（はんおう）

［三世紀後半～四世紀前半］ [25]

東晋時代の官人・文人。穎陽（河南省許昌）の人。字は玄平。桓温（三一二～三七三）に仕えて立身し、東陽（山東省）の太守となった。よって范東陽とも称される。次いで徐兗青冀《じょえんせいき》四州の総督、また揚州の晋陵諸軍事に就いたが、のち免ぜられて庶人となり呉郡に住んだ。博学多識で医学に精通し、当時最大の医学全書『范汪方』百余巻を著し、後世に影響を与えた。同書は失伝したが、『*外《げ》台秘要《だいひよう》方』や『医心方』に引用が残っている。参『中国医学古典と日本』538頁他。『新版 漢方の歴史』93頁

■葛洪（かっこう）

［二八三頃～三四三頃］ [26]

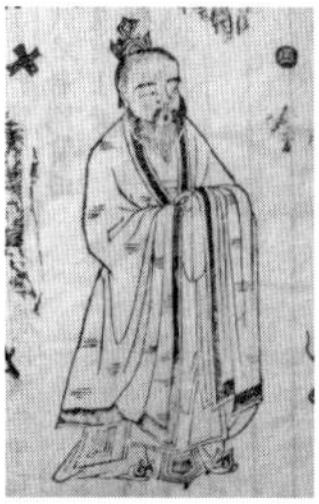
葛洪

東晋代の神仙家。『晋書』七五に伝がある。丹陽郡句容（江蘇省句容県）の生まれ。字は稚川、号は抱朴子《ほうぼくし》。二〇歳代から十余年をかけて『抱朴子』内篇二〇巻・外篇五〇巻を著述した（三一七成）。また医学書『玉函方』（『金匱薬方』）百巻、『肘後救卒方』三巻（『肘後要方』四巻）を著したという。『玉函方』百巻は現存しないが、『肘後救卒方』は後に梁の*陶弘景《とうこうけい》によって増補され、現在『*肘後備急方《ちゅうごびきゅうほう》』八巻として伝存。本書には一般に利用しやすい簡便処方が収録されている。参『中国医学古典と日本』334頁。『針灸の歴史』99頁

羊欣（ようきん）　［三五九〜四三二］　[27]

六朝時代・東晋〜劉宋の官僚・文人・書家。泰山南城（山東省泰安）の人。字は敬元。『宋書』『南史』に伝がある。劉宋の太祖（在位四二四〜四五三）に重んじられ、新安郡の太守となり、のち中散大夫に叙せられた。よって羊中散とも称せられた。隷書に巧みであったが、医術にも甚だ精通し、『羊中散方（羊中散薬方）』三〇巻（二〇巻とも五〇巻とも伝える）を著した。この書は失伝したが、『*小品方《しょうひんほう》』（五世紀後半）などを通じて後世に影響を及ぼした。(参)『中国医学古典と日本』361頁ほか

陳延之（ちんえんし）　［五世紀］　[28]

六朝劉宋代の医学者。経歴不詳。劉宋王朝時（四二〇〜四七九）の官僚で医学に通暁していた。五世紀後半に諸病を網羅した医学書『*小品方《しょうひんほう》』一二巻を著し、高く評価され、唐代には唐令で医学の教科書に指定され学ばれた。『*傷寒論《しょうかんろん》』と並ぶ名著と賞され、『千金方《せんきんほう》』『*外台秘要《げだいひよう》方』『医心方』などに多くの引用文があるが、北宋時代には散佚した。日本の律令制度下でも医生の必習書に指定。日本でも亡失したと思われていたが、一九八四年に第一巻の古鈔本が発見され、序文・凡例・目録などによってその全体像が明らかになった。(参)『中国医学古典と日本』346頁。『新版 漢方の歴史』95頁。『針灸の歴史』102頁

■雷斅（らいこう）　［五世紀］　［29］

六朝時代の本草家。劉宋（四二〇〜四七九）頃の人とされるが伝記不詳。一説に隋人ともいう。『雷公炮炙論』三巻の著者として知られる。同書は漢薬（本草）の修治（調製法）を記した専門書としては最も古いもので、これより後世、薬物の修治を「雷公炮製」と称するようになった。宋代以降に失伝したが、*『証類本草《しょうるいほんぞう》』に逸文が収録されている。中国古代伝説上の名医・*雷公《らいこう》とは別人である。

■褚澄（ちょちょう）　［?〜四八三］　［30］

六朝斉代の官吏・医家。陽翟《ようてき》（河南省南禹県）の人。『南斉書』『南史』に伝がある。宋の武帝劉裕の外甥《がいせい》。父は尚書左僕射の褚湛之。兄は褚淵（彦回）。褚澄は宋の文帝の女を娶り、駙馬都尉（主君の娘婿の官職）となり、建元年間（四七九〜四八二）呉郡太守に至る。医術をよくし、永明元年（四八三）侍中に遷り、右軍将軍を領した。没後に金紫光禄大夫の称号を追贈された。医学の著作に『褚氏遺書』一巻が伝わっており、江戸時代には和刻本も出版（一六七三）された。

■深師（しんし）　［五世紀〜六世紀初?］　［31］

六朝時代の宋・斉・梁間の僧医。経歴不詳。『深師方』（『僧深方』『僧深集方』とも）三〇巻を著したが、失伝。『＊外台秘要《げだいひよう》方』や『医心方』にかなりの量の引用がある。とくに脚気《かっけ》の治療に詳しかった。㊫『中国医学古典と日本』538頁ほか

■全元起（ぜんげんき）　［紀元五〇〇年前後］　［32］

六朝時代（宋斉梁頃）の人。『＊黄帝内経素問《こうていだいけいそもん》』を初めて注釈した人物として知られる。『南史』王僧孺伝に、侍郎の金元起（金は全の誤謬）が『素問』の注を作るにあたり、僧孺に砭石について尋ねたことが記されている。『隋書』経籍志（六五六）には「黄帝《こうてい》素問八巻全元越注（越は起の誤謬）」と記載され、『日本国見在書目録』（八九五頃）には「黄帝素問十六全元起注」が著録される。全元起本自体は現存しないが、現伝の『素問』＊林億《りんおく》等校正本（一〇六九）に逸文の引用があり、その篇目次第も知ることができる。

■陶弘景（とうこうけい）　［四五六～五三六］　［33］

六朝時代（梁）の道士、学者、文人。丹陽秣陵（江蘇句容県）の人。字は通明、号は華陽隠居・華陽真逸・華陽真人、諡は貞白先生。幼い時＊葛洪《かっこう》の『神仙伝』を読んで啓発され、万巻の書を読み、諸芸に通じた。斉の高宗（在位四七九～四八二）の時、諸王の侍読となるが、のち句容の句曲山に隠居した。奇異を尚び、著述を好み、学は陰陽五行・風角星算・山川地理・方図産物・医術本草に通

暁した。梁の武帝からは重大事に関しては必ず相談され、そのため山中宰相と称された。享年八五。著に『帝代年暦』『古今刀剣録』『真誥』『真霊位業図』などがある。本草学においては当時存在した『*神農本草経《しんのうほんぞうきょう》』四巻に基づき、『桐君採薬録』『雷公《らいこう》薬対』『呉普《ごふ》本草』『李当之本草』を参酌し、神農本草経品三六五種、名医別録品三六五種、計七三〇種を選定して新たに『神農本草経』三巻を校訂。『神農本草経』の文は朱書し、『名医別録』の文は墨書して区別した（朱墨雑書）。『本草経集注（神農本草経集注）』七巻はこれに自注を加えたもので、完本は伝存しないが、巻一は序録、巻二は玉石三品、巻三は草木上品、巻四は草木中品、巻五は草木下品、巻六は虫獣三品、巻七は果菜三品および有名未用品を収載していたと推定される。本書は私撰ではあるが、以後の正統本草書の基幹となった。また葛洪の『肘後救卒方』三巻を増補して『補闕肘後百一方』六巻を編成した。この書はさらに金の楊用道の手が加えられ『葛仙翁肘後備急方《ちゅうごびきゅうほう》』八巻の書として今日に伝わっている。㊫『中国医学古典と日本』179・335頁。『漢方の臨床』51（6）

〔34〕

■徐之才（じょしさい）〔五〇五～五七二〕

六朝時代の医学者。丹陽（安徽省当涂県）の人。字は叔紹。先祖・一族は代々の医家。徐熙（濮陽太守）─徐秋夫（謝陽令）─徐道度─徐文伯─徐雄─徐之才と続いた父子関係にあり、徐道度の弟に徐叔嚮、その子に徐嗣伯がおり、この八名を合わせて徐家八世と称され、代々名医として鳴った。徐之才は武平年間（五七〇〜五七五）に西陽郡王となった。著書に『雷公《らいこう》薬対』『家伝秘方』『徐王八世家伝効験方』『小児方』などがあったが、いずれも失伝。多少の佚文が諸書に散在する。『北斉書』に伝があり、清代に出土した墓誌石も現存している。史料によって生没年に若干の相違があり、没年を五七五年とする説、享年を八〇とする史料などがある。弟の徐之范は太常卿・儀同大将軍、長子の徐林（字は小卿）は大尉司馬、次子の徐同卿は太子庶子（太子づきの役人）。いずれも医をよくした。一族の徐文伯には『徐文伯薬方』『療婦人瘕』の著、徐叔嚮には『針灸要鈔』『談道術』『雑療方』『療脚弱雑方』『少小百病雑方』の著、徐嗣伯には『落年方』『徐嗣伯薬方』の著があったが失伝した。

■姚僧垣（ようそうえん）［四九九〜五八三］ ［35］

北周の官僚・医家。呉興武康（浙江省呉興県）の人。字は法衛。『周書』『北史』に伝がある。呉の太常信の八世の子孫。曾祖父の郢《えい》は劉宋の員外散騎常侍・五城（四川省中江県）侯。父の菩提は梁の高平令で医薬に通じ、梁の武帝の厚遇を得た。僧垣は一四歳で家業を継ぎ、武帝に召されて禁中に入り謁見。大通六年（五三四）臨川嗣王国左常侍、大同五年（五三九）驃騎廬陵王府田曹参軍、大同九年に殿中医師、同一一年に太医正、太清元年（五四七）鎮西湘東王府中記室参軍に累進。侯景の乱に参戦し、簡文帝が即位するに及んで中書舎人を兼任。元帝が侯景を平定するにあたり晋王府諮議を拝命。のち于謹に従って長安に入り、驃騎大将軍・開府儀同大将軍となった。医薬に詳しく、著書に『集験方』一二巻、『行記』三巻があり、『集験方』は唐令、および日本律令の医制で医生必修の教科書に指定され、学習された。のち失伝したが、逸文が『外台秘要方《*げだいひよう》』や、我が国の『医心方』などに残っている。長子の察は『南史』に伝があり、次子の最は学士となり、家業を継いで医に通じ、『本草音義』三巻を著したが失伝した。

孫思邈　龍の秘方を手に入れる

孫思邈が霊山の終南山（現陝西省）に居たときのこと。ある日、一人の老人が訪ねて来て、「一族の命を救ってほしい」と懇願した。理由を尋ねたところ、「私はもと昆明池の龍です。このところ干魃（ひでり）が続き、西域の異僧が国家に雨乞いを申し出、皇帝はこれを許可しました。異僧は池の縁に祭壇を設け、祈禱すること実に巧みで、池の水はすっかり干上がってしまいました。私は池の一族が危機に瀕しているのを見て、先生にお助けを乞いに来たのです」と言う。孫思邈は答えて言った。「よかろう。なればお主の池に秘蔵している玉函方（玉手箱に入った秘方）を持って参れ。さすれば池の水は戻してみせよう」と。老人は、「いえいえ、それればかりはご勘弁を。それはかつて陶弘景先生から賜った池の鎮守の秘宝なのです。それを持出せば天罰が下ります」と。孫思邈は言った。「いや。余がその秘方を得れば、世の多くの人々の命を救うことができる。それは偉大なことではないか。戒に背くことなど恐れるべきではないだろう」と。老人はついにこれを受諾した。孫思邈は老人にこう告げた。「よし、お主、池に戻ってみるがよい。池の水はすでに満ち満ちているだろう」と。そこで老人が池に戻ってみると、果たして池の水はもと通り。感激した老人は玉函方を携えて孫思邈に献上したのであった。孫思邈は言った。「余はこの秘方をあえて隠匿したりはしない。全部で三十ある秘方を上中下の三巻に分け、『玉函方』と名づけて同志に配り、救民の糧とするのだ」と。あるいは孫思邈の『千金方』三十巻には、各一巻に一つずつ、この秘方が散りばめられていると言われている。（『孫真人玉函方』序より）

隋・唐

分裂の中国を再統一した隋から三百年に及んだ大唐帝国の時代（五八九～九〇七）には、さらに医学の領域が広がり、名医が輩出したが、唐代の多くの医書は時代を経て佚亡した。現伝の『千金方』は唐を代表する名著であり、散逸した医学書の一端は王燾《おうとう》の『外台秘要方』や日本の『医心方』から窺うことができる。

隋唐の医学は遣唐使によって日本に伝えられ、日本医学の萌芽を作った。

■巣元方（そうげんぽう）　［六世紀後半～七世紀前半］　［38］

隋唐代の医官。経歴不詳。大業六年（六一〇）、太医博士の職位にあって煬帝の勅を奉じ、『*諸病源《しょびょうげん》候論《こうろん》』五〇巻編集の中心人物となった。同書は中国最初で唯一の病理・病因・病態学専書である。当時知られた諸々の病気の原因と症候を、六五門、一七二六項目にわたって記述。古代から六朝時代を通じて中国人が得た病気に関する経験則と解釈の集約化といえる。以後、この書は中国伝統医学における疾病分類法の規範として長く用いられた。㊫『中国医学古典と日本』387頁

■許胤宗（きょいんそう）　［六世紀～七世紀前半］　［36］

隋唐代の官僚・名医。『旧唐書』一九一・『新唐書』二〇四に記載がある。常州義興（江蘇宜興）の人。陳に新蔡王外兵参軍として仕え、義興太守となり、隋では尚薬奉御。唐の武徳年間（六一八～六二六）の初めに散騎侍郎となった。難病の骨蒸《こつじょう》の治療に腕を振るった。「医は意なり」、診療は幽微で言語に尽くせないから著述はできない、と明言した。

■甄権（しんけん）　［五四一～六四三］　［39］

隋唐代の官僚・医師。「甄」は普通「けん」と読むが、人名の場合は「しん」と読む。許州扶溝（河南扶溝）の人。母親の病気を契機に医学を学び、弟の*甄立言《しんりつげん》とともに世に知られた。隋の開皇

帝年間（五八一〜六〇〇）に秘書省正字の職に就いたが、その後、病を理由に官職から離れた。唐の貞観一七年（六四三）甄権一〇三歳の長寿を祝い、太宗は甄権宅に行幸し、長寿の秘訣を尋ね、朝散太夫の職称を与えた。甄権は同年没した。『旧唐書』『新唐書』の列伝に記載があり、両書の経籍・芸文志に著書の記録がある。唐代の代表的医書『古今録験方』（単に『録験方』とも）五〇巻は甄権の著とも甄立言の著とも伝える。すでに失われたが『*外台秘要方《げだいひよう》』『医心方』などにかなりの量の引用がある。他に『脈経《みゃくきょう》』『針方』『明堂人形図』の著があったという。㊫『中国医学古典と日本』538頁ほか

■甄立言（しんりつげん）［六世紀後半〜七世紀前半］［37］

隋唐代の官僚・医師。*甄権《しんけん》の弟。甄権とともに医学を修め通暁した。『旧唐書』『新唐書』に伝がある。武徳中（六一八〜六二六）に太常丞の官に進んだ。本草には最も詳しく、『本草音義』『本草薬性』を著したとされるが伝わらない。すでに亡失した唐代の医方集『古今録験方』五〇巻も甄立言の撰とされるが、兄の甄権の著と記す文献もある。

■崔禹錫（さいうしゃく）［七世紀初前後］［40］

隋唐代の人。経歴不詳。『崔氏食経』（『崔禹錫食経』とも）四巻を編纂した。同書は失伝したが、

『医心方』ほかの古書に引用文が残存している。㊫「『崔禹錫食経』の研究」

■孫思邈（そんしばく）

［五八一ほか諸説あり～六八二］　［41］

隋唐代の道家・医家。京兆華原（陝西省耀県）の生まれ。尊称は真人・薬王。『旧唐書』方技伝、『新唐書』隠逸伝に伝がある。幼少時より老荘諸家百家、および仏典にも通じ、聖童と称された。北周の宣帝時代（五七八～九）に太白山に遁世し、以後、唐の太宗（在位六二七～六四九）・高宗（在位六四九～六八三）から召されたが、官爵を固辞し続けた。多くの名士から師として尊敬を集めた。癸酉の年（六七三）に自ら言うに「私は開皇辛酉（六〇一。辛丑の誤りか）の生まれで、今九三歳である」と。永淳元年（六八二）に没した。著書に『老子』『荘子』の注釈、『千金方《せんきんほう》』『福禄論』『摂生真録』『枕中素書』『会三教論』がある。以上は『旧唐書』の記載によるが、一方、『新唐書』では生没年に関して「永淳初卒、年百余歳」とある。このほか『千金方』の記述ほかから、生年を神亀元～二年（五一八～九）、大統七年（五四一）、開皇元年（五八一）とするなど、さまざまの説がある（五八一説が有力）。典籍を広く諳んじ、博学で、生存中より尊望を集め、のち薬王として祀られた。子息の孫行は天授中（六九〇～一）に鳳閣侍郎を任じた。郷里の耀県には薬王山をはじめとする史跡が現存している。主著の『千金方』三〇巻は唐代を代表する医学全書で、六五〇年代の成立。書名は、人命は千金より尊いということによる。はじめに医師の倫理を説き、次いで婦人病・小児病に巻をあてる。婦人・小児を優先したのは本書の特徴の一つ。次いで種々の急性・慢性疾患の病態と治療法を述べる。多くの疾病は陰陽五行説に基づく臓腑理論で分類されている。後半は雑病・救急・食治・養生・脈診・針灸などについて記される。日本へは奈良時代（天平年間）に伝来し活用された。北宋代には『備急千金要方』と題して校刊され（一〇六六）、現伝本の祖本となった。孫思邈が晩年『千金方』を扶翼する目的で編んだとされる『千金翼方《せんきんよくほう》』三〇巻の書も伝わり、同じく北宋代に校刊された（一〇六七）。『翼方』は道教的色彩が濃く、あるいは成立年は八世紀まで降るかとも思われる。㊫『中国医学古典と日本』438頁。『針灸の歴史』106頁。『漢方の臨床』34（8）・44（4）・44（12）・59（9）・67（9）

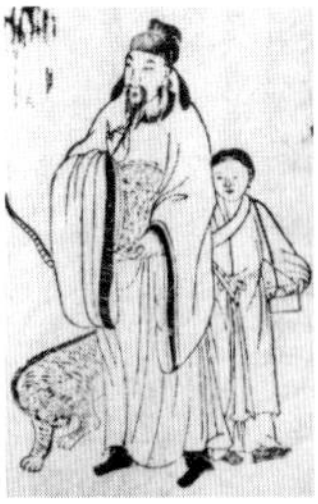

孫思邈

■楊上善（ようじょうぜん）〔七世紀〕〔42〕

初唐頃の文官。高宗時（六五〇～六八三）に活躍。官は通直郎守太子文学、また太子司議郎。医学書に詳しく、『*黄帝《こうてい》内経』（『素問』『針経（霊枢）』『明堂』）を研究し、『*黄帝内経太素《こうていだいけいたいそ》』三〇巻、『*黄帝《こうてい》内経明堂《だいけいめいどう》（類成）』一三巻を著述した。この二書は中世、中国・日本の律令制下で医学の教習書として用いられたが、近世中国では亡失した。日本では『太素』の大部分と『明堂』の巻一が残存し、明治以降、中国に還流した。ほかに『老子』『荘子』の注釈書や、『六趣論』『三教詮衡』などの著書があったが失伝。近年中国で出土した墓志「大唐故太子洗馬楊府君及夫人宗氏墓志銘幷序」(諱上、字善)をこの楊上善に特定し、生没を五八九〜六八一年とする報告がある。㊜『新版 漢方の歴史』56頁。『針灸の歴史』79頁。『黄帝《こうてい》医籍研究』334頁

■楊玄操(ようげんそう)

〔七世紀もしくは八世紀初頃〕 〔43〕

初唐頃の人。伝不詳。『*黄帝八十一難経《こうていはちじゅういちなんぎょう》(難経)』の注釈者として名を残している。著書はすべて失われたが、『難経』の注は北宋の*王惟一《おういいつ》『難経集註』に部分的に引用されて残存している。このほか『明堂(*黄帝《こうてい》明堂経)』『針経(黄帝針経)』『*脈経《みゃくきょう》』『(*神農《しんのう》)本草経』に音義(字の発音と意味。音訓)を施したことが知られる。㊜『中国医学古典と日本』158頁ほか。『針灸の歴史』171頁ほか

■張文仲(ちょうぶんちゅう)

〔?〜七〇〇〕 〔44〕

唐代の名医。洛陽(河南省)の人。『旧唐書』に伝がある。則天武后(在位六九〇〜七〇五)中に活躍。久視元年(七〇〇)、尚薬奉御に在職中、没した。著作に『(張文仲)随身備急方』三巻があったが失伝。『*外台秘要《げだいひよう》方』中に『張文仲方』一〇巻から引用された佚文が残存している。㊜『中国医学古典と日本』610頁ほか

■孟詵（もうせん） 〔六二一〜七一三〕 〔45〕

唐代の官吏・医薬学者。汝州梁（河南省臨汝県）の人。『旧唐書』『唐書』に伝がある。進士に挙げられ、垂拱初年（六八五）に鳳閣舎人。長安中（七〇一〜七〇五）に同州刺史銀青光禄大夫となったが、神龍初年（七〇五）に辞し帰郷して医を行った。睿《えい》宗即位（七一〇）後、再び召されて都に上ったが、老齢を理由に役職を固辞した。享年九三。『（孟詵）食療本草』三巻、『必効方』一〇巻（佚）、『補養方』三巻（佚）の著があり、『食療本草』残巻（敦煌本）や佚文（『医心方』引用）が伝存している。

■韋慈蔵（いじぞう） 〔七世紀〜八世紀前半〕 〔46〕

唐代の名医。『旧唐書』一九一に伝がある。京兆（陝西西安）の人。名は訊、慈蔵は号。則天武后の執政時（六九〇〜七〇五）に待御医となり、景龍中（七〇七〜九）に光禄卿の役職に就いた。当時の名医、*張文仲《ちょうぶんちゅう》や李虔縦《りけんじゅう》と並んで名声を博した。晩年は官職を辞して帰郷し、民間医療に従事し、薬王と尊称された。七医聖の一人に数えられることがあり、黒犬を従えた肖像画（想像図）が多い。

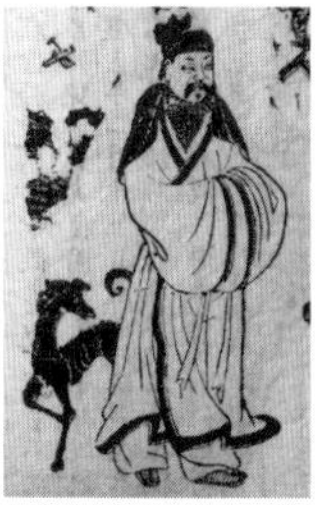

韋慈蔵

■陳蔵器（ちんぞうき）　［七世紀末～八世紀前半］　［47］

唐代の本草家・官吏。四明（浙江省鄞県）の人。経歴不詳。開元年間（七一三～七四一）に京兆府三原（陝西省三原県）の尉の職にあり、開元二七年（七三九）に従来の『*新修本草《しんしゅうほんぞう》』の遺漏を補う目的で『本草拾遺』一〇巻（序例一巻・拾遺六巻・解紛三巻）を撰した。『*証類本草《しょうるいほんぞう》』にその引用がある。

■鑑真（がんじん）　［六八八～七六三］　［48］

唐代の学僧。揚州江陽県（江蘇省）の人。留学日本僧の懇願を受け、艱難辛苦を越えて七五四年に来日。唐招提寺に居した。医薬にも詳しく、数々の薬物をもたらした。『医心方』にも鑑真の処方の引用がある。㊂『新版 漢方の歴史』111頁

■王燾（おうとう）　［八世紀］　［49］

唐代の官僚、医学者。『新唐書』*王珪《おうけい》伝に小伝がある。王珪の孫。徐州の司馬、給事中、鄴《ぎょう》郡太守を歴任した。自分が病弱で、母親も病気がちであったことから医学に興味を持った。二〇年余り尚書省に出入りし、国家図書館の膨大な医書に接し、それらを整理して『*外台秘要《げだいひよう》方』四〇巻（七五二自序）を編纂した。『千金方《せんきんほう》』と並び唐代を代表する医学全書であるが、『千金方』などとは違い逐一引用文献名を明記し、引用部分の巻次第までも記してあるから、『医心方』と同様、六朝隋唐

医書の宝庫で、古典医書の研究に必須の書である。宋代に*林億《りんおく》らによって校訂出版された（一〇六九刊）。南宋代の覆刻完本が日本のみに伝存する。㊫『中国医学古典と日本』488頁

■王冰（おうひょう）　［八世紀］　［50］

唐代の官僚・医学者。号は啓玄子。宝応年間（七六二～七六三）に太僕令となり、王太僕とも呼ばれた。幼少時より道教思想を志向。当時伝存していた『*黄帝内経素問《こうていだいけいそもん》』に錯誤・不備が多いことを憂い、一二年の歳月をかけ、宝応元年（七六二）に『素問』の注解書を完成した。この際、王冰は篇次第の改変や文章の添削を行った。とくに、天元紀大論・五運行大論・六微旨大論・気交変大論・五常政大論・六元正紀大論・至真要大論のいわゆる運気七篇は、従来の*全元起《ぜんげんき》本八巻に欠損していた一巻を師家から得たとして挿入されたものである。王冰の創作とする説もあるが、六朝時代あたりの成立にかかる文献である可能性が高い。この運気七篇は後に興った金元医学理論の基軸となった。王冰注解本は六朝の全元起に次ぐ注釈であったことから「次注本」「素問次注」などと称される。王冰注解本自体は亡失したが、北宋時に存在し、*林億《りんおく》ら校刊の『重広補注黄帝内経素問』の引用によって王冰注の大略を知りうる。このほか王冰の著とされる書に『素問六脈玄珠密語（玄珠密語とも）』『天元玉冊』『元和紀用経』があるが、真偽のほどは不詳。㊫『重広補注黄帝内経素問』王冰序・林億等序

■**鍾馗**（しょうき）　［架空・八世紀］［51］

唐の玄宗（在位七一二〜七五六）の夢中に出てきた架空の人物で、玄宗の恩に報いて玄宗の病気を治したという。玄宗が呉道玄にその図を描かせた故事から、後世中国および日本で邪気を払う（辟邪）画題とされ、年始に、後には五月五日の端午の節句に、無病息災を祈願する風習が行われた。

■**昝殷**（さんいん）　［九世紀］［52］

唐代の医家。蜀（四川）の人。官は節度随軍とも伝える。大中（八四七〜八五九）の初め、白敏中が成都の守をしていた時、白氏の家人が産科の病のため医を探していた。昝殷は産科の処方集を白敏中に献じた。後に周頲《しゅうてい》が論を書いてこれに付した。『産宝』三巻である。現伝本に『経効産宝』二巻がある。他に『食医心鑑』三巻の著書があり、『医方類聚』採輯本がある。

北宋

分裂の五代を統一した趙氏の宋は汴京《べんけい》（開封）に都し（北宋、九六〇～一一二七）、文化国家を樹立した。中国では上流階級の官僚・文人が医学文化を担った。宋代には印刷技術が急速に発展し、それまで巻子の写本であった医書が印刷の冊子となって全国に配布され、医学知識が一気に拡散した。宋政府による数々の医学典籍の校刊は、以後の中国医学に甚大な影響を及ぼすことになった。

■王懐隠（おうかいいん）〔一〇世紀〕〔53〕

北宋代の医官。宋州睢陽《すいよう》（河南商丘）の人。初め道士であったが医薬に精通し、太宗に召されて、尚薬奉御、後に翰林医官使となった。太平興国三年（九七八）に太宗の命を受け、医官院において王祐・鄭彦《ていげん》・陳昭遇らとともに『*太平聖恵方《たいへいせいけいほう》』一〇〇巻の編纂に従事し、秘方一万余方を整理。淳化三年（九九二）に出版、公布された。『太平聖恵方』は中国初の国定出版医学全書として意義深い。㊜『現代東洋医学』8（3）

■王惟一（おういいつ）〔一〇世紀末～一一世紀後半〕〔54〕

北宋時代の医官。一説に、蘇州（江蘇南部）の出身で、名は惟徳ともいう。仁宗のとき（一〇二三～一〇六四）、翰林医官、朝散大夫、殿中省尚薬奉御、騎都尉の職にあり、賜紫金魚袋の栄誉に浴した。従来不統一であった経穴経絡の標準化を計り、天聖四年（一〇二六）、『銅人腧穴鍼灸図経』三巻を著した。当初は開封（河南中部）にあった医官院に石碑に刻して公開。天聖七年には印刷に付され全国の役所に配布された。また天聖五年には医官院において『銅人腧穴鍼灸図経』を具体化した銅製の人形（腧穴銅人式）二体を鋳造せしめ、一体は医官院に、一体は開封東北にあった大相国寺の仁済殿に置いた。さらに、歴代の『難経』の注釈を集め、校定して『王翰林集註黄帝八十一難経』を編纂した。惟一の針灸学における貢献度は高い。㊜『針灸の歴史』121頁

■王衮（おうこん）　［一一世紀］　[55]

北宋代の文官。大原の人。『博済方』五巻（三巻とも）の著者。『直斎書録解題』（一二三五頃）に「王氏博済方三巻、大原王衮撰、慶暦七年（一〇四七）序」とある。本書は明以降失われたが、『永楽大典』（一四〇七）の引用による復元本がある。のち王衮は熙寧中（一〇六八〜七七）に中書堂、元豊五年（一〇八二）には大理寺少卿の職を任じた。

■韓祇和（かんしわ）　［一一世紀］　[56]

北宋代の人。経歴不詳。『傷寒微旨論』二巻の著があったが失伝。『永楽大典』（一四〇七）引用からの輯佚本がある。『直斎書録解題』によれば元祐元年（一〇八六）の成立。㊂『現代東洋医学』8（3）

■高保衡（こうほこう）　［一一世紀］　[57]

北宋代の文官・医学者。熙寧年間（一〇六八〜八五）に朝奉郎国子博士、太子右賛善大夫。治平二年（一〇六五）〜熙寧二年（一〇六九）、国子監編集院に設けられた医書専門の校正医書局において、孫奇・*林億《りんおく》らと共に『*傷寒論《しょうかんろん》』を始めとする大がかりな古典医籍の校勘出版を行った。現伝の医学典籍はこれに由るものが多く、後世の伝統医学の基礎を築いた。㊂『新版 漢方の歴史』129頁

■初虞世（しょぐせい）　［一一世紀］　［58］

北宋代の僧医。霊泉山蒲池寺善会院に居住。字は和甫。元豊中（一〇七八～八五）に『（古今録験）養生必用方』三巻（一六巻本も存在した）を著述して刊行。さらに紹聖五年（一〇九八）に刊行されて広まり、日本にも輸入された。中国では『証類本草《＊しょうるいほんぞう》』『幼々新書』、日本では『万安方』や『福田方』に引用が見える。本書は清代までは伝わったが、現伝本は確認されていない。㊫『現代東洋医学』8（3）

■銭乙（せんいつ）　［一一世紀］　［59］

北宋代の医家・医官。字は仲陽。『宋史』方技伝などに伝がある。先祖は杭州臨安を地とする呉越王銭俶の一族で、銭俶の北遷に従い委州（山東省東平県）に移住。父の銭潁も医家であった。銭乙は元豊年間（一〇七八～八五）に長公主（皇帝の姉妹）の娘の病を治して功あり、翰林医学の職に就任。さらに皇子の儀国公（神宗の第九子）の治病の成果によって神宗に賞せられ、太医丞に抜擢。金紫の爵位を賜った。臨床手腕は卓抜で、小児科をはじめ諸科に博通。その医方は一家を墨守することなく、本草文献などにも詳しかった。享年八二。著書に『傷寒論指微』『嬰孺論』があったというが、伝わらない。宣和元年（一一一九）閻孝忠《えんこうちゅう》が銭乙の使っていた処方を集めて『（銭氏）小児薬証《＊しょうにやくしょう》直訣《ちょっけつ》』三巻を編集、出版した。以後この書は小児科療法の典範となった。㊫『和刻漢籍医書集成』

1輯。『現代東洋医学』8（4）

■孫兆（そんちょう）　［一一世紀］　[60]

北宋代の官僚・医家。父の孫用和は宣徳郎尚薬奉御・権太医令充医師の職にあり、『孫氏伝家秘法方』を著した。兄の孫奇は尚薬都官員外郎。孫兆は用和の次男で、将仕郎殿中丞。父子ともに医をもって盛名があり、自ら*孫思邈《そんしばく》の子孫と称した。嘉祐二年（一〇五七）編集院に校正医書局が置かれてより、孫奇・*高保衡《こうほこう》・*林億《りんおく》らとともに『*傷寒論《しょうかんろん》』『*黄帝内経素問《こうていだいけいそもん》』をはじめとする古典医書の校正に携わり、治平・熙寧の医学典籍出版事業（一〇六五〜六九）に寄与した。『雞峰普済方』三〇巻を孫兆の著書とする説（陸心源）もある。

■林億（りんおく）　［一一世紀］　[61]

北宋代の文官（儒官）。伝記不明。北宋代には出版事業が発展し、従来、医薬書の校訂・刊行は教育行政官庁である国子監で行われたが、嘉祐二年（一〇五七）編集院に医薬書専門の校正医書局が置かれ、嘉祐七年（一〇六二）に『嘉祐本草』『図経本草』が編刊された。以後、*高保衡《こうほこう》・孫奇・林億の三人が中心となり、『*傷寒論《しょうかんろん》』一〇巻（一〇六五）、『金匱玉函経』八巻（一〇六六）、『*金匱要略《きんきようりゃく》（方論）』三巻（一〇六六）、『備急千金要方』三〇巻（一〇六六）、『千金翼方《せんきんよくほう》』三〇巻（一〇六七）、『*脈経《みゃくきょう》』一〇巻（一〇六八）、『*黄帝三部針灸甲乙経《こうていさんぶしんきゅうこうおつきょう》』一二巻（一〇六九）、『*外台秘要方《げだいひよう》』四〇巻（一〇六九）、『重広補注*黄帝内経素問《こうていだいけいそもん》』二四巻（一〇六九）が続々と校刊された。いわゆる治平熙寧の医書校刊（宋改）で、現伝中国医学古典の基本テキストとなった。その意義は極めて大きい。林億の官職名は『傷寒論』『金匱玉函経』『金匱要略』では「尚書司封郎中（充）秘閣校理」、『重広補注黄帝内経素問』では「朝散大夫守光禄卿直秘閣判登聞検院上護軍」となっている。㊜『新版 漢方の歴史』129頁

■蘇頌（そしょう）　［一〇二〇～一一〇一］　［62］

北宋代の官僚。泉州（福建）南安の人。科挙に合格して集賢校理となり、元祐中（一〇八六～九三）に右僕射兼中書門下侍郎、紹聖四年（一〇九七）に太子少師に進む。*徽宗《きそう》が帝位に就くや（一一〇〇）太子太保に叙せられ趙郡公となった。嘉祐二年（一〇五七）に着手、同六年（一〇六一）に成った勅撰本草『嘉祐（補注神農）本草』の編纂に掌禹錫・*林億《りんおく》・張洞とともに殿中丞館閣校勘として加わり、嘉祐七年（一〇六二）刊の『図経本草（本草図経）』二〇巻の編纂にあたっては中心人物となった。

■沈括（しんかつ）　［一〇三〇～一〇九四］　［63］

北宋代の官僚・学者。銭塘（杭州）の人。字は存中、号は夢渓丈人。神宗～哲宗の時、官吏・政治家として活躍。当時の科学技術にも精通し、随筆集『夢渓筆談』三巻を著した。医学処方集に、

蘇軾（東坡、一〇三七～一一〇一）の処方を合編したという『蘇沈良方』八巻が伝わる。日本でも寛政一一年（一七九九）に『蘇沈内翰良方』一〇巻として刊行されたが、さほど広くは用いられなかった。

■龐安時（ほうあんじ）　［一〇四二～一〇九九］　〔64〕

北宋代の医学者。蘄州《きしゅう》蘄水《きすい》（湖北省浠水）の人。字は安常、号は蘄水道人。『宋史』方技部に伝がある。幼少時より読書・筆記をよくし、百家の言を理解した。父は代々の医家で、初め『脈訣』を与えられたが満足せず、自ら『*黄帝《こうてい》内経』『難経』を講究して奥義を解し、時として新見解を弁じ、父を驚かせた。のち耳聾を患ったが、益々勉学に努めたという。『霊枢』『太素』『*甲乙経《こうおつきょう》』などの秘典や経史諸家の書に通じ、とりわけ『難経』を高く評価した。臨床、針灸術もよくし、かの蘇軾は元豊五年（一〇八二）に龐安時の治療を受け、文談し、痛飲したという。五八歳で病を得、自ら死期を悟って薬餌を断ち、数年後、客と座談しつつ逝ったと伝える。その著『傷寒総病論』六巻は、*林億《りんおく》ら校刊の『*傷寒論《しょうかんろん》』の影響下に著された最も早い時期の『傷寒論』解説書で、中国近世における『傷寒論』研究の端緒をなした。執筆年は不明であるが、死の翌年の元符三年（一一〇〇）に豫章黄《よしょうこう》の序を付して刊行された。現存最古の咸淳年間（一二六五～七四）南宋版が唯一、日本の静嘉堂文庫に所蔵される。ほかに『難経解義（難経弁）』『龐氏家蔵秘方』『験方書』『本草補遺』『主対集』『脈法篇』などの著があったとされるが失伝した（『本草補遺』は現存するとも）。㊜『現代東洋医学』

8（3）

■**唐慎微**（とうしんび）　［一一世紀中頃～？］　［65］

北宋代の医家、本草家。字は審元。伝記不詳。元祐年間（一〇八六～九三）に成都を中心として活動し、薬物学に通じ、臨床手腕も長けていたという。従来の『嘉祐（補注神農）本草』（一〇六一成）と『図経本草』（一〇六二刊）を合わせ『経史証類備急本草』三一巻を編纂した。㊜『現代東洋医学』8（3）

■**史載之**（しさいし）　［一一世紀～一二世紀初頃］　［66］

北宋代の医家。蜀（四川）の人。載之は字、名は堪。経歴不詳。『史載之方』二巻の著書がある。成立年は確かではないが、一一世紀末頃。その北宋の原刊本が日本の静嘉堂文庫に現存する。同書はかつては中国の陸心源の所蔵で、陸氏の十万巻楼から覆刻されたことがある。北宋の宰相、書法家として著名な蔡京（字は元長、熙寧の進士。一一二六没）の頑固な便秘を紫菀《しおん》一味で治癒せしめたという逸話がある。㊜『現代東洋医学』8（3）

■寇宗奭（こうそうせき）

［一一世紀後半〜一二世紀前半］〔67〕

宋代の医薬学者。詳伝は不明。政和六年（一一一六）に編纂した『本草衍義』二〇巻の著者として知られる。当時宗奭は承直郎澧洲司戸曹事の官職にあった。同書に付される政和六年一二月二八日付の寇宗奭に対する剳付《さっぷ》状には、提挙荊湖北路常平等事の劉亜夫が宗奭の『本草衍義』を尚書省に送付し、太医学で詳しく検討した結果、博士李康がこの書の意義を認め、一二月二五日に聖旨を奉じて宗奭を収買薬材所弁験薬材の職に任命する旨が記されている。『本草衍義』は宣和元年（一一一九）に甥である宣教郎知解州解県丞の寇約が校勘し、印刷に付された。内容は宗奭が薬物の鑑別や使用法に関する長年の実地経験を生かして記述したもので、『嘉祐本草』（掌禹錫ら撰、一〇六一成）のうち、注解の不十分な、もしくは誤りのある四七〇種の薬物について考証を行っている。論には後に興る金元医学の萌芽が認められる。『大観本草』に付刻され、『政和本草』では各薬物条下に付刻されて、世に広く知られた。㊌『現代東洋医学』8（4）

■朱肱（しゅこう）

［一一世紀後半〜一二世紀前半］〔68〕

北宋代後期の官僚・医学者。帰安（浙江省呉興県）の人。字は翼中、号は無求子・大隠翁。父は朱臨（光禄寺丞、春秋学者）、兄は朱服（熙寧の進士。御史・礼部侍郎・知廬州を歴任）。元祐三年（一〇八八）の進士。建中靖国元年（一一〇一）雄州防禦推官に至ったが、事あって辞し、次いで奉議郎・医学博士を授かり、世に朱奉議と称せられた。政和元年（一一一一）達州（四川省）に貶せられ、翌年提挙洞霄宮となり、杭州の西湖に寓居。官は朝奉郎直秘閣に至った。著書に『傷寒活人書』『酒経』『内外二景図』などがある。とくに『傷寒活人書』二〇巻（一八巻・二二巻本もある）は原題を『無求子傷寒百問方』といい、一〇八九年に起草、一一一八年に脱稿、一一一一年に国子監より印刷出版。一一一八年には自身の重校により杭州の太隠坊より再刊された（『重校証活人書』一八巻）。同書は文字どおり傷寒について論じた書で、経絡説をもって三陰三陽の六経理論を説明し、傷寒と温病の区別も明らかにしている。『南陽活人書』『傷寒類証活人書』『活人書』とも称され、明代には二〇巻本・二二巻本も出版。後世の『*傷寒論《しょうかんろん》』研究に少なからぬ影響を及ぼした。日本の静嘉堂文庫に宋版『重校証活人書』一八巻が現存。日本では江戸時代の翻刻本がある。㊫『現代東洋医学』8（4）

■陳師文（ちんしぶん）［一一世紀後半〜一二世紀前半］［69］

北宋代の医官。伝記不詳。官は朝奉郎守尚書庫部郎中提轄措置薬局。大観年間（一一〇七〜一一一〇）に勅を奉じて、奉議郎守大医令兼措置薬局検閲方書の裴宗元、将士郎措置薬局検閲方書の陳承らと共に『太平恵民和剤局方（単に和剤局方とも）』五巻を編纂した。同書は南宋時代を通じて増補を重ね、一〇巻本となり、後世の処方運用の指南書となった。*朱丹渓《しゅたんけい》の『*局方発揮《きょくほうはっき》』は同書に対する批判

書である。今日でも『和剤局方』を出典とする漢方方剤は凡用される。㊂『和刻漢籍医書集成』4輯。『現代東洋医学』8（4）

■陳直（ちんちょく）　［一一世紀後半頃］　[70]

北宋代の官吏。伝記不詳。元豊年間（一〇七八～八五）に活躍。養生書『養老奉親書』一巻を著した時点では承奉郎泰州興化県令の職にあった陳直の原著は、元の鄒鉉《すうげん》の増補によって『寿親養老新書』四巻となり、大徳一一年（一三〇七）に初版本が刊行された。第二巻以下は鄒鉉の著にかかる。鄒鉉は福建泰寧県の人で、字は冰壑《ひょうがく》、号は敬直老人といった。『寿親養老新書』は元～明～清代に何度となく重刻され、朝鮮でも複数の刊本があったが、日本では刊行された形跡がない。㊂『現代東洋医学』12（1）

■楊介（ようかい）　［一一世紀後半～一二世紀前半］　[71]

北宋代の医学者。字は吉老。『存真環中図』の作者として知られる。その成立を遡る慶暦五年（一〇四五）、賊の欧希範らが処刑され『欧希範五蔵図』という解剖図が作られた。のち崇寧年間（一一〇二～〇六）にまた死刑囚の解剖が行われ、『欧希範五蔵図』を補訂する目的で楊介が『存真図』を作った。楊介はさらに経脈の『環中図』を作り、これを合わせて政和三年（一一一三）に『存真環中図』を編成した。これらはみな失伝したが、日本の『頓医抄』（一三〇四成）などに引用されて残存している。参「『存真環中図』―『史記』幻雲附標所引文からの検討」（『扁鵲倉公伝』幻雲注の翻字と研究、一九九六）。『現代東洋医学』8（4）。『針灸の歴史』125頁

■**劉温舒**（りゅうおんじょ） ［一一世紀～一二世紀前半］ ［72］

北宋末頃の医官。伝記は不詳。*『黄帝内経《こうていだいけい》素問《そもん》』の内の運気七篇（元来の『素問』にはなく、六朝～唐代の創作・編入とされる）に記される五運六気説を研究し、元符二年（一〇九九）に*『素問入式運《そもんにゅうしきうん》気論奥《きろんおう》』三巻を著述。当時劉温舒は朝散郎大医学司業（正六品）の職にあった。『素問入式運気論奥』はとりわけ日本では歓迎され、日本で最も翻刻を重ね流布した医書の一つとなった。参『和刻漢籍医書集成』1輯。『現代東洋医学』8（3）。『針灸の歴史』125頁

■**徽宗**（きそう） ［一〇八二～一一三五］ ［73］

北宋第八代皇帝。諱は佶。神宗の子。在位一一〇〇～一一二五年。歴代皇帝のうち第一の文化人と評価されるが、金軍に囚われ、満州北部（黒龍江省）に幽閉され没した。政和年間（一一一一～一八）自ら医書『聖済経』（『宋徽宗聖済経』とも）一〇巻を編纂。同じく政和年間に勅命を下して*『聖済総録《せいさいそうろく》』（『政和聖済総録』とも）二〇〇巻を編纂させた。宋代最大の医学全書であるが、北宋が亡びたため、

金の大定年間（一一六一～八九）と元の大徳四年（一三〇〇）に宋の版木で後印された。元大徳本が現存する。

㊂『現代東洋医学』8（4）

■董汲（とうきゅう）　［一一世紀末前後］　［74］

北宋代の医家。山東の東平に居住し、医を行った。字は及之。伝記は不詳。小児痘瘡治療の専門書である『董氏斑疹備急方論』一巻の著があり董汲・孫準平の序とともに元祐八年（一〇九三）の*銭乙《せんいつ》の後序を付して刊行された。のち銭乙の『*小児薬証直訣《しょうにやくしょうちょっけつ》』に付刻されて流布した。他に『旅舎備急方』一巻と『脚気《かっけ》治法総要』一巻の著があったが失伝。しかし『永楽大典』に引用されているので、それによる輯佚本があり、原本の半分程度の内容は窺い知ることができる。㊂『現代東洋医学』8（3）

刀圭と国手

昔から医術のことを「刀圭《トウケイ》」と言い、医者のことを「国手《コクシュ》」と言う。刀圭とは本来剣先のことである。中国の古刀の先は△形をしていて、「圭」は剣先の△の象形である。有名な越王勾践剣もそういう形をしている。古刀の多くは柄《つか》の端が丸い環になっていて、これを環刀・環頭太刀と称している。中国の戦国時代の貨幣にこれを模した刀銭というものがあって、柄の端はみな環状になっている。「刀圭」とは刃の先、逆に柄の端は「刀環」ということになる。『傷寒論』には「刀環」に卵の殻を乗せて火にかざす調剤法が出てくる。

薬の分量を計る単位に「刀圭」「方寸匕《ホウスンヒ》」「撮」「勺」「合」「升」というものがあって、「刀圭」はその最小単位である。すなわち刀の刃先で掬《すく》う程度の少量ということである。そのうち基準が確立されて、梁の陶弘景は「一刀圭」の十倍が「方寸匕」（一辺が一寸の四角の匙）、「一刀圭」の四倍が「一撮《ひとつまみ》」であると『本草経集注』に書いている。分量の換算に諸説はあるものの、これらは薬の匙《さじ》であり、よって医術・医学を「刀圭」と呼ぶようになった。

医者の力量にもランクがある。昔から「上医は国を医し、中医は民を医し、下医は人を医す」とも言われる（『小品方』）。中国では国政に関与するのが至高の職業とされ、志を持つ者は科挙の受験勉強に励んだ。本書に収録した歴代の名医も、政治官僚が傍ら医学を研究をした者、そして科挙に及第できずやむなく医者に転じたという学医が多い。医師は国の担い手であるという意を込めて、後世医者を「国手」と尊称するようになったのである。

南宋

女真族の金の侵入によって南渡し臨安（杭州）に遷都した南宋（一一二七〜一二七九）の時代には、官僚（文人）による個人の医論・医方集が多く著された。北宋代から広まった印刷技術は地方にも及び、各地で多くの医学書が出版されるようになった。北宋の出版医書で伝世する現物は皆無に近いが、南宋の医書は日宋貿易によって日本にも多く伝えられ、現伝する書は少なくない。

■荘綽（そうたく） ［一一世紀後半〜一二世紀前半］ ［75］

南宋代の官僚。清原（山西省稷山《しょくざん》県）の人。字は季裕。自己の治病経験から膏肓灸法の有効性を知り、従来の説を集めて建炎二年（一一二八）に『膏肓腧穴灸法』（『膏肓灸法』『灸膏肓腧穴法』とも）一巻を著した。本書は*孫思邈《そんしばく》・*王惟一《おういいつ》の書を引用し、さらに膏肓の種々の取穴法、効能、施術法、治験例などを図入りで列記している。当時、灸法が一般に広く行われたことを示す資料である。㊜『針灸の歴史』127頁

■劉昉（りゅうぼう） ［?〜一一五〇］ ［76］

南宋代の官僚。広東潮陽の人。字は方明。紹興年間（一一三七〜六二）に職は知潭州、荊湖南路安撫史、また直龍図学士に任官。官務の傍ら医学書に通暁し、小児科全書の編纂を企画。幹弁公事の王歴や郷貢進士の王湜らをして作業を進めていたが、紹興二〇年（一一五〇）、全四〇巻中、三八巻まで成った時点で劉昉は没した。後を楼璹《ろうじゅ》が継ぎ、『幼幼新書』四〇巻を完成した。従来知られていた明万暦一四年刊本は節略の不全本であったが、日本には宋版系の伝本が存在し、現在ではその日本伝本に基づく活字版が中国で出版されている。㊜『現代東洋医学』9（1）

■李朝正（りちょうせい） ［一〇九六～一一五五］ ［77］

南宋代の官僚。溧陽《りつよう》（江蘇省溧陽県）の人。字は治表。父の李華は当地の富豪。朝正は建炎二年（一一二八）の進士。勅令所刪定官、知溧水県、権戸部侍郎、奉祠、知平江府を歴任し、朝奉大夫に至った。紹興二五年に六〇歳で没。死の前年の紹興二四年（一一五四）に『備急総効方』四〇巻を編纂し、刊行した。本書は李朝正が田舎の民衆が医薬のすべなく病死するのを見かね、『*証類本草《しょうるいほんぞう》』の附方部分などから一般でも入手・調剤しやすい単方（簡単な処方）を集めて病門別に編集しなおした処方集である。南宋の原刊本が唯一日本の武田科学振興財団杏雨書屋に現存し、従来世に知られていなかったが、平成一五年に影印出版、公開された（後世、全巻にわたり書名を『備全総効方』と改竄してある）。㊜『備急総効方』（武田科学振興財団杏雨書屋編　二〇〇五）。『杏雨』6号

■洪遵（こうじゅん） ［一一二〇～一一七四］ ［78］

南宋代の官吏・医学者。鄱陽（江西省波陽）の人。字は景厳、諡は文安。父は洪晧。子の洪适《こうかつ》・洪遵・洪邁《こうまい》の三兄弟は世に三洪と称されるほど優秀で、遵は第二子。詞科に中たり、正字を授けられ、歴官。建白するところ多く、資政殿学士に累進。著作に『訂正史記真本凡例』『泉志』『翰苑群書』があり、知汀州から知太平州に転じた乾道六年（一一七〇）に医方集『洪氏集験方』五巻を著した。その宋刊本が現存する。㊜『現代東洋医学』9（2）

■**郭坦**（かくたん）　〔一二世紀〕　〔79〕

南宋代の医家。汾州（山東汾陽）の人。字は履道。『十便良方』（『近時十便良方』『備全古今十便良方』とも）四〇巻を著した。収録方剤は二千余方。処方構成は簡単で、入手の容易な薬が用いられている。慶元二年（一一九六）の宋刊本、及び影宋本（いずれも不全）が現存する。㊜『現代東洋医学』9（3）

■**郭雍**（かくよう）　〔一二世紀〕　〔80〕

南宋代の学者。『宋史』巻四五九に伝がある。それによると、郭忠孝（程頤の弟子）の子で、字は子和、号は白雲。陝州に隠居し、官職を固辞。淳熙一四年（一一八七）九七歳で没した。九一歳の時『傷寒補亡論』（原二〇巻、存一九巻。淳熙八年（一一八一）自序）を著し、明代にも重刊されたが、清代に至りあまり知られない存在となった。㊜『現代東洋医学』9（3）

■**許叔微**（きょしゅくび）　〔一二世紀〕　〔81〕

南宋代の官僚・医学者。真州白沙（江蘇儀徴）の人。字は知可。許学士と尊称される。紹興二年（一一三二）の進士。『普済本事方』（『本事方』とも）一〇巻・『類証普済本事方後集』（『本事方後集』とも）一〇巻の著書がある（両書とも一二世紀半ば成）。日本へは早くに伝来し、『万安方』や『福田方』に引用がある。江戸時代には和刻本も刊行され（一七三六）、広く流布した。浅田宗伯は「医按を書くには『本事方』の按を主とすべし」と高く推奨している。また『傷寒百証歌発微論』ほかの著書がある。㊂『現代東洋医学』9（1）

■崔嘉彦（さいかげん）　［一二世紀］　［82］

南宋代の道士・医家。成紀（甘粛天水）の人で、南康（江西南康）に居した。字は希范、号は紫虚（紫虚道人・紫虚真人）。経歴は不詳。戦乱を避けて巴東三峡の間に逃れ、さらに廬山（江西星子）に移り住んだ。淳熙中（一一七四〜八九）、朱熹（一一三〇〜一二〇〇）が南康の守の任にあった時、親交を結んだ。その頃、嘉彦は七〇余歳であったという。享年八〇とする記録があり、政和中（一一一一〜一八）の生まれ、淳熙中（一一七四〜八九）の没と思われる。脈診の秘訣を四言の歌訣で記した『脈訣』（『崔真人脈訣』とも）一巻の著述をもって知られる。同書は『*東垣十書《とうえんじっしょ》』を始め『医統正脈全書』『瀕湖脈学』に収められて流布した。日本でも江戸時代の和刻本がある。杜光庭の『玉函経』にも注釈を加えている。㊂『和刻漢籍医書集成』6輯

■朱端章（しゅたんしょう）　［一二世紀］　［83］

南宋代の官吏・医家。長楽（福建省長楽郡）の人。経歴は不詳。淳熙一一年（一一八四）刊行の『衛

生家宝産科備要』八巻の南宋版原本が唯一北京図書館に現存する。それによると朱端章が家蔵の諸家の産科経験処方を八巻に編集して、江西の南康郡の役所において、翰林医学差充南康軍駐泊の張永の校勘のもとに刊行したことがわかる。わが国の漢方界では一度も利用された形跡をみない。

㊂『現代東洋医学』9(3)

■葉大廉（しょうだいれん）　［一二世紀］　［84］

南宋代の官僚・医学研究家。延平（福建省南平）の人。官は大社令。家伝及び自己が収集し、効能を確認した良方を分類・整理して『葉氏録験方』三巻を著した。この時、大廉は龍舒（安徽省舒城県）に在職しており、本書は劉良弼《りゅうりょうひつ》と許暁臣の二医師に校正せしめ、淳熙一三年（一一八六）に龍舒の郡斎（役所）で出版された。さらに一八年後の嘉泰四年（一二〇四）には李景和により東陽（江蘇省内）の郡斎から再刻された。本書は中国では失われたが、日本には鎌倉時代にもたらされ、『万安方』や『福田方』に引用された。㊂『現代東洋医学』9(3)

■陳言（ちんげん）　［一二世紀］　［85］

南宋代の医学者。青田鶴渓（浙江省）の人。字は無択。医術に長け、紹興三一年（一一六一）に『依源指治』六巻を著述。淳熙元年（一一七四）に友人の湯徳遠・湯徳夫と医論を交わしたことを契機に旧書を増補改訂して『三因極一病源論粋』（『三因極一病証方論』とも。単に『三因方』とも）一八巻を著した。病の原因の内因、外因、不内外因を明確に論じて治方を記した書で、同書が後世に及ぼした影響は大きい。日本でも江戸時代に覆刻された。弟子に『易簡方論』の著者、王碩《おうせき》*がいる。㊜『和刻漢籍医書集成』1輯。『現代東洋医学』9（2）

■程迥（ていけい）　［一二世紀］　［86］

南宋代の官僚・医学者。睢陽《すいよう》沙随（河南省）の人。字は可久。隆興元年（一一六三）の進士。官職は文林郎知隆興府進賢県主管勧農営田公事。淳熙三年（一一七六）の自序、翌年の陳言《ちんげん》*（無択）の跋を付して『医経正本書』一巻を刊行した。本書には医事に関する一四の雑論が収録されている。㊜『現代東洋医学』9（3）

■方導（ほうどう）　［一二世紀］　［87］

南宋の人。伝記不詳。字は夷吾、号は覚斎居士。数十年をかけて家蔵の名方を吟味し、慶元三年（一一九七）に『方氏編類（類編）家蔵集要方』二巻を著した。本書は中国では失われ、唯一伝わった宋刊本の佚存書（巻上のみ伝存）が日本の杏雨書屋に架蔵される（文化庁所有福井崇蘭館本）。㊜『現代東洋医学』9（3）

■楊倓（ようたん）　［一二世紀］　［88］

南宋代の官吏・医家。当塗（安徽省姑孰《こじゅく》）の住人。名門官僚の出身で、祖父は楊震、父は楊存中（武恭）。楊倓の官職は簽書枢密院事・昭慶軍節度使。家には自家経験の医学処方を数多く著録しており、その一一一一処方を四九類に分類し、『楊氏家蔵方』二〇巻を編纂し、淳熙五年（一一七八）当塗の地で出版した。七年後の淳熙一二年（一一八五）には福建の地で再版された。元刊本や日本江戸中期の活字翻印本もある。近世中国では失われ、日本のみに伝存した佚存書である。㊇『現代東洋医学』9（2）。『漢方の臨床』60（2）

■李檉（りてい）　［一二世紀］　［89］

南宋代の官吏。姑孰（安徽省当塗県）の人。字は与幾。官は尚書左司郎。乾道七年（一一七一）に姑孰の郡斎（役所）から『傷寒要旨』二巻（巻一は「傷寒要旨」。巻二は「傷寒要旨薬方」）を出版した。*『傷寒論《しょうかんろん》』の簡便な応用を目的とし、一〇四処方を収録。姑孰の郡斎ではその前年に『洪氏集験方』を刊行している。宋刊原本が唯一北京図書館に現存している。㊇『現代東洋医学』9（2）

■王璆（おうきゅう）　［一二世紀後半頃］　［90］

南宋代の官吏・医学者。山陰（浙江紹興）の人。字は孟玉、号は是斎。淮南で官僚となり、淳熙一六年（一一八九）和州に招聘され、慶元三年（一一九七）漢陽太守となったという。『是斎百一選方』（三〇巻とも、二八巻とも、二〇巻とも）を著し、慶元三年に初版。元代にも何度か重刊されたが、その後中国では失伝。日本には元刊本が伝存し、それによる江戸時代刊本があり、近代中国に還流した。㊂『現代東洋医学』9（3）

■王執中（おうしつちゅう）　［一二世紀〜一三世紀前半］　［91］

南宋代の官僚・針灸医学者。瑞安（浙江瑞安）の人。字は叔権。乾道五年（一一六九）の進士。従政郎、澧州教授の職にあったという。ことに針灸学に精通。*『甲乙経《こうおつきょう》』など多くの針灸文献を引用し、自己の豊富な経験を加味して『針灸資生経』七巻（一二二〇刊）を著した。本書が後世の針灸書に与えた影響は大きい。㊂『現代東洋医学』9（4）

■王碩（おうせき）　［一二世紀後半〜一三世紀前半頃］　［92］

南宋代の医家。永嘉（浙江温州）の人。字は徳膚。『三因方』の著者である*陳言《ちんげん》の門人とされ、実用簡便な医書『易簡方《いかんほう》』（一二世紀末〜一三世紀初）を著した。同書は、中国では失伝したが、日本には早くに伝えられ、鎌倉時代以降大いに用いられた。㊂『現代東洋医学』9（3）

魏峴（ぎけん）

［一二世紀後半～一三世紀前半］［93］

南宋代の官僚・医学者。碧溪（浙江省鄞県内）の人。宋の高官・魏杞（紹興の進士。字は南夫、諡は文節）の孫で、官は朝奉郎提挙福建路市舶。祖父の魏杞が集めた処方に、自己の経験処方を加えて、宝慶三年（一二二七）に『魏氏家蔵方』一〇巻を編集、刊行した。四一門、一〇五一処方を収録する。中国では失伝。日本の宮内庁書陵部に宋刊原本（巻三欠）が唯一現存している。(参)『漢方の臨床』60（9）・60（10）。『現代東洋医学』10（1）

周守忠（しゅうしゅちゅう）

［一二世紀後半～一三世紀前半］［94］

南宋代、銭塘また臨安（浙江省杭州）の人。号は榕庵。経歴不詳。嘉定一三年（一二二〇）に臨安で刊行された『歴代名医蒙求』二巻の著者。同書は南宋の原刊本が台湾故宮博物院図書館に唯一現存する。(参)『現代東洋医学』10（1）

張杲（ちょうこう）

［一二世紀後半～一三世紀前半］［95］

南宋代の医家。新安（安徽省歙県《きゅうけん》）の人。字は季明。曽祖父の代より、子充―子発―彦仁―杲と続いた累世の医家。種々の過去の文献から医学にまつわる史料を抄出・分類し、淳熙一六年（一一八九）に『医説』一〇巻を著した。同書は初版が紹定元年（一二二八）に成り、のち中国・日本で重刊さ

れ、流布した。後に明の兪弁による『続医説』も編纂され、『医説』と合刊された。㊜『現代東洋医学』9（3）

■劉信甫（りゅうしんほ）　［一二世紀後半〜一三世紀前半］［96］

南宋代の医家。伝記不詳。初め儒を学んだが、のち医に転じ、桃谿居士と称した。嘉定九年（一二一六）に恵民和剤局の葉麟之の序を付して『活人事証方』二〇巻を刊行した。好評を博したため、求められて数年後に『活人事証方後集』二〇巻を続刊した。これらには孫用和（*孫兆《そんちょう》の父）・*楊倓《ようたん》・*許叔微《きょしゅくび》・*王執中《おうしっちゅう》・*張仲景《ちょうちゅうけい》などに拠る常用経験方や自己の治験が満載されている。両書ともに中国では失われたが、宋刊本が日本に伝わり、『万安方』や『福田方』に引用された。現在中国（台湾）に存在する写本はいずれも近代に至って日本から還流したものである。㊜『現代東洋医学』9（4）

■盧祖常（ろそじょう）　［一二世紀後半］［97］

南宋代の医家。永嘉（浙江省温州市）の人。号は砥鏡老人。*王碩《おうせき》や*施発《しはつ》も同郷で、王碩と同じく*陳言《ちんげん》（無択）の門人。先人の誤りを批判し自説を展開した『易簡方糾繆』『擬進活人参同余議』『擬進太平恵民和剤類例』の書を著したが、後二書は失伝した。『易簡方糾繆』は同門の王碩の『易簡方』の誤りを指摘・訂正した書で、南宋中に『続易簡方後集』（五巻）と書名を変更し刊行された。中国では失伝したが、日本に宋刊本が伝存した。別に、書名が類似した『続易簡方脈論』という書もある。同書は王暐《おうい》の著で、王暐は東嘉（永嘉付近）の人、字は養中。この書もまた中国では失伝。日本に宋刊本が残った佚存書である。㊜『現代東洋医学』9（4）

■宋慈（そうじ）　〔一一八六～一二四六〕　［98］

南宋代の官僚・法医学者。建陽（福建省建陽県）の人。字は恵父。はじめ朱熹を宗とした真徳秀に教えを受け、嘉定一〇年（一二一七）に進士。湖襄提刑を経、朝請大夫として煥章閣に直し、広東の帥となった。提刑官としての経験を生かし、淳祐七年（一二四七）、『洗冤集録』五巻を著した。洗冤とは冤罪を晴らすという意。当時は検屍法が進んでいなかったため冤罪を被る者が少なくなかった。このため宋慈は『内恕録』など数種の先行の検屍書や、数多くの獄案を参伍して『洗冤集録』を成したという。同書は以後の検屍書の範となり、敷衍されて多くの法医学書が著された。㊜『現代東洋医学』10（2）

■張鋭（ちょうえい）　〔一二世紀前半頃〕　［99］

南宋代の官僚・医家。字は子剛。成州団練使の職にあり、医をもって聞こえたという。また、太医局教授の職にあって紹興三年（一一三三）に『雞峰備急方』一巻を著したとも伝え、『雞峰普済方』三〇巻の著者とする説もある。㊫『現代東洋医学』9（1）

■何大任（かたいにん）　［一三世紀前半頃］　［100］

南宋代の医学者。太医局の官僚。家伝の『小児衛生総微論方』（『保幼大全』とも）二〇巻を校訂して、嘉定九年（一二一六）頃、太医局より刊行した。嘉定一〇年（一二一七）には『*脈経《みゃくきょう》』を校刊している。㊫『現代東洋医学』9（4）

■厳用和（げんようわ）　［一三世紀］　［101］

南宋代の医家。南康の廬山（江西星子）の人。字は子礼。『厳氏済生方』一〇巻（一二五三成）『厳氏済生続方』一〇巻（一二六七成）の著者として著名。それらの序によると、八歳から書を読み、一二歳で*崔嘉彦《さいかげん》の弟子の劉開（立之・復真）に医学を学んだ。一七歳から医を生業とし、その三〇年後に『厳氏済生方』を著し、さらに医業を始めて五〇余年後に『厳氏済生続方』を著した。この記述より、生年は慶元年間（一一九五～一二〇〇）頃、没年は一二六七年以降と推定できる。これら二書が日本の漢方に及ぼした影響はすこぶる大きい。『頓医抄』（一三〇四成）『万安方』（一三一五成）『福田方』（一三六三頃成）には早くも引用がある。曲直瀬道三の『啓迪集』にも『済生方』として引用される。江戸時代には両書を出典とする処方が多くの医方書に転載され、和刻本も『厳氏済生方』は一七三四年に、『厳氏済生続方』は一八二二年に出版された。今日の漢方処方でも両書を出典とする処方は少なくない。(参)『和刻漢籍医書集成』4輯。『現代東洋医学』10（2）

■**施発**（しはつ）　［一三世紀］　［102］

南宋代の医家。永嘉（浙江省温州）の人。字は政卿、号は桂堂。若年より科挙の勉強と並行して医学も学んできたが、五〇歳を目前に進士の道を断念して医に専心。『*黄帝《こうてい》内経』以下歴代の医書を渉猟し、自己の経験を加えて、淳祐元年（一二四一）に『*察病《さつびょう》指南《しなん》』三巻を著述。同書は中国では失われたが、日本には古くに渡来し、室町時代に五山版、江戸初期〜中期に古活字版・整版が何種も出版され、広く流布。日本の医学に大きな影響を及ぼした。また淳祐三年（一二四三）には*王碩《おうせき》の『易簡方』を補遺する目的で『続易簡方論』六巻を著した。さらに『本草弁異』を著したがこれは失伝した。(参)『現代東洋医学』9（3）・10（2）

■**朱佐**（しゅさ）　［一三世紀］　［103］

南宋代の湘麓（湖南省か）の人。字は君輔。伝記は不明。咸淳二年（一二六六）に『（類編）朱氏集験方』一五巻を序刊した。同書は咸淳の宋版（建刊本）が台北の国立中央図書館に唯一現存する。『医

方類聚』（一二四三成）に引用があるが、世には広まらなかった。㊂『現代東洋医学』10（2）

■陳自明（ちんじめい）　［一三世紀］　［104］

南宋代の医家。臨川（江西省臨川県）の人。字は良甫・良父。三代続いた学医。従来、婦人科の専門書は唐の*昝殷《さんいん》の『産宝』があるくらいで充分ではなかったことから、歴代の医方書を渉猟・摘録し、家伝の経験方を付し、嘉熙元年（一二三七）に『婦人大全良方』二四巻を著した。このとき陳自明は建康府明道書院医諭の職にあった。景定四年（一二六三）には癰疽《ようそ》を中心とした外科領域の書である『外科精要』三巻を著述。上記の二書はのちに*薛己《せつき》の校訂を経て中国・日本の医界に流布した。このほかに『管見大全良方』一〇巻の著書がある。㊂『和刻漢籍医書集成』3輯。『現代東洋医学』10（1）

■聞人耆年（ぶんじんきねん）　［一三世紀前半頃］　［105］

南宋代の医家。伝記不明。宝慶二年（一二二六）に『備急灸法』一巻を著した。その巻首に「宝慶丙戌正月望、杜一針防禦壻槜李聞人耆年述」とある。淳祐五年（一二四五）に増補・重刊されたが、のちの中国では失われ、近代に日本の伝本が翻刻されて中国に還流した。㊂『現代東洋医学』10（1）。『針灸の歴史』129頁

■楊士瀛（ようしえい）

［一三世紀］　［106］

南宋代の医家。懐安（福建省閩侯県）の人。字は登父、号は仁斎。家は代々医を業とした。著書に『仁斎直指方論』二六巻（一二六四年成）、『仁斎直指小児方論』五巻（一二六〇年成）、『仁斎傷寒類書活人総括』七巻（一二六二年成）、『仁斎直指方論医脈真経』一巻（一二六二年成）がある。『仁斎直指方論』は日本へも早期に伝えられ、『万安方』（一三一五年成）や『福田方』（一三六三年頃成）に引用されている。朝鮮でも活字で翻刻され（一四三一）、『医方類聚』（一四四三）にも引用された。㊫『現代東洋医学』10（2）

■黎民寿（れいみんじゅ）

［一三世紀］　［107］

南宋代の医家。盱江《くこう》（江西省南城県）の人。字は景仁。はじめ父の黎何に学問を受けて科挙を志したが果たせず、医に転じてその奥理を究めた。景定元年（一二六〇）に『簡易方論』一一巻を出版。本書は中国では流布せず、明代には失伝した。一方、日本や朝鮮には早くに伝わり、活用された。日本では『万安方』『福田方』、朝鮮では『医方類聚』に多くの引用文がある。幕末では『観聚方要補』や『雑病広要』に引用処方がある。㊫『現代東洋医学』10（2）

■羅知悌（らちてい）

［一三世紀］　［108］

南宋末～元初の医家。字は敬夫、号は太無。南宋五代皇帝・理宗（趙昀《ちょういん》。在位一二二四～六四）の侍臣で、医に精通。*劉完素《りゅうかんそ》の学説を継承し、さらに*張子和《ちょうしわ》・*李東垣《りとうえん》の医説に通暁。南宋の滅亡にともない銭塘（浙江省杭県）に居住。*朱丹渓《しゅたんけい》の入門の願いを初めは拒んだが、ついに受け入れて愛弟子とし、その学識をことごとく朱丹渓に伝授。朱丹渓は不世出の名医となった。

■戴起宗（たいきそう）　［一三世紀後半～一四世紀前半頃］　［109］

南宋末～元前半の医学者。建業（南京）の人。字は同父。『*黄帝《こうてい》内経』を究め、五運六気の論に精通した。『脈訣刊誤集解』の著者として知られる。成立年は明らかではないが、呉澄（文官。一二四九～一三三三）の序を付して刊行された。この書は六朝時代の高陽生の『*王叔和《おうしゅくわ》脈訣』を注解したもの。明の*汪機《おうき》による補訂版がある。日本でも古活字版を皮切りに重版され、江戸時代前期に普及した。（参）『和刻漢籍医書集成』6輯

■駱龍吉（らくりゅうきつ）　［一二世紀～一三世紀頃］　［110］

宋代の医家とされるが、伝不詳。『*黄帝《こうてい》内経』所掲の六二種の病気に処方を提示して『内経拾遺方論』四巻を編述。のち明の劉浴徳と朱練が八八種の病気を追加して『増補内経拾遺方論』四巻を著した。

■魯伯嗣（ろはくし）

〔不明。一二世紀から～一五世紀の間〕〔三〕

伝記は全く不明。小児科専書の『嬰童百問』一〇巻の著者として名を残す。魯伯嗣学とも書かれる。『嬰童百問』は一六世紀に至って初めて刊行されたが、そこに付された蕭謙の序によると、邳州（江蘇省）の守をしていた郭静之が魯伯嗣学の著と伝える『嬰童百問』という書を所蔵していて、静之が没して子の郭坤がこの書を出版することになったという。*銭乙《せんいつ》の『*小児薬証直訣《しょうにやくしょうちょっけつ》』を敷衍したものともされる。中国では明清間に数回重刊された。日本でも万治～寛文初（一七世紀半頃）に明王肯堂《おうこうどう》刊本に拠って覆刻されている。㊂『現代東洋医学』14（1）

金・元

異民族支配による金（一一一五〜、南宋と同時代）、そして中国全土を征服した元（一二七九〜一三六八）の時代には、従来の経験集積主義の処方集と違って、陰陽五行説・運気学説など複雑な理論を展開して薬物効能、処方運用法を再構築する気運が高まり、それを担う人々によって各種の医学書が世に出た。金元四大家に代表される金元医学がそれで、日本の後世医学派の基軸となり、現代中医学理論の主要素ともなった。

■**成無己**（せいむき）　［一〇六四頃〜一一五六以降］　［112］

金代の医家。聊摂（山東省陽穀県）の人。家は代々の儒医。無己の学術は「性識明敏、記聞該博」とか「議論該博、術業精通」などと高く評された。宋人として生まれたが、聊摂の地が一一二五年以降、金の領土となったので、金人となった。日本では従来、成無已は「せいむい（成無已）」と呼び慣わされているが、「已」は「己」が正しかろう（現代中国では「己」）。著書に『傷寒明理論』三巻『傷寒明理方論』一巻『注解傷寒論』一〇巻が伝えられている。前二書は無己が七八歳の一一四二年に成り、一一五六年に王鼎によって刊行された。王鼎は正隆元年（一一五六年）頃に、臨潢にて九〇余歳の無己が患者を治療しているのを見たと記しているから、生没年は標記のように推定される。『注解傷寒論』は四〇余年を費やして脱稿したといい、『傷寒論』全文を注釈した書としては最も古い。その注釈は『黄帝内経』などの古典に依拠しており、金元代における『傷寒論』研究の嚆矢となった。無己の著作三書は日本江戸時代でも複数回刊行され、日本の『傷寒論』研究の素材となった。香川修庵の『小刻傷寒論』は『注解傷寒論』の経文を抽出して作成したもので、いわゆる「宋版傷寒論」とは異なる。㊫『和刻漢籍医書集成』1輯。『現代東洋医学』10（3）

■**劉完素**（りゅうかんそ）　［一二世紀〜一三世紀初］　［113］

金代の医家・医学者。河間（河北省河間県）の人。生年は一一二六〜三二年の間。没年は一二一〇〇年以降。享年は少なくとも六九以上と推定される。字は守真、通称は河間、号は通玄。金元四大家の筆頭に挙げられる名医で、劉河間《りゅうかかん》・劉守真の称で通ることも多い。二五歳で『黄帝内経』の研究を始め、医業・著述に励んだ。晩年には世に名声を博し、承安年間（一一九六〜一二〇〇）に金の章宗（在位一一九〇〜一二〇五）の徴召を三度受けたが固辞し、高尚先生の号を授与された。河間県劉守（真）村には墓跡が、河間学東には高尚劉守真君廟碑が、河北省保定市には劉守真廟が現存し、また北京や鄭州の薬王廟にも像が祀られている。門人の馬宗素は『傷寒医鑑』を著し、同じく門人の荊山浮屠の学統は*羅知悌《らちてい》から*朱丹渓《しゅたんけい》へと続いた。劉完素の著書には*『素問玄機原病式《そもんげんきげんびょうしき》』一巻（一一五四頃成）、『内経運気要旨論』三巻（現八巻）（一一七二以前成）、『黄帝素問宣明論方』三巻（現一五巻）（一一七二成）、『傷寒直格』三巻（一一八二以前成）、『素問病機気宜保命集』三巻（一一八六成）があり、多くは日本の江戸時代にも翻刻されて流布した。劉完素の医法は、心火を瀉し、腎水を補益することを指標とし、防《ぼう》風《ふう》通聖散などの処方を創案。のちに寒涼派と呼ばれた。日本では*張子和《ちょうしわ》と合わせて劉張医学と称され、李朱医学と並び受容された。参『和刻漢籍医書集成』2輯。『現代東洋医学』10（4）

■張元素（ちょうげんそ）　［一二世紀］　［114］

金代の医家。易水（河北省易水県）の人。字は潔古、尊称は易老・易水先生。その著書『医学啓源』に寄せられた張建の序によると、八歳で童子の挙の試験を受け、二七歳で進士の試験に落第。

以後、医学を志し、二〇余年間医学その他を研究。ある夜、胸に『内経主治備要』数巻が入る夢を見て、医学に開眼した。当時、河間（河北省河間県）の*劉完素《りゅうかんそ》は医名が高かったが、劉完素自身が傷寒に罹り治らず、門人の依頼で張元素が往診した。張元素は劉完素の誤治療を論破し、張元素の投薬によって劉完素の病気は完治した。これをもって張元素の名声は一躍世に轟いたという。張元素は、昔と今では運気が異なることを理由に、古方で新病は治療できないとし、古方を用いず、独創的な考えで新方を創製した。『中蔵経』の影響のもとに、臓腑・標本・寒熱・虚実によって用薬を帰納し、その学説は弟子の*李東垣《りとうえん》・*王好古《おうこうこ》に継承された。薬物の臓腑経絡への帰着を論じた引経報使学説も張元素に始まる。著書として『医学啓源』『潔古珍珠嚢』『潔古老人注王叔和《おうしゅくわ》脈訣』『潔古家珍』『臓腑標本薬式』『薬注難経』『張仲景《ちょうちゅうけい》五蔵論』などが伝えられる。㊜『現代東洋医学』10（4）

■張子和（ちょうしわ）［一一五六～一二二八］ ［115］

金代の医学者・医官。睢州《すいしゅう》考城（河南省蘭考県）の人。名は従正、子和は字、号は戴人《たいじん》。あるいは初名は従正、子和は後名、戴人は字とも。考城が春秋時代に戴国《たいこく》であったことに因み、戴人と称したという。のちに陳州の宛丘（河南省睢陽県）に移住したので宛丘とも称した。性格は放胆で、威儀にこだわらず、読書を好み、詩を作り、酒を嗜んだ。一〇歳頃より父に就いて医術を学び、劉従益の門に遊学した。大定・明昌年間（一一六一～九六）には大いに医名を博し、興定年間（一二一七～二二）に召されて太医院に入り太医となったが、まもなく辞して宛丘の蔡河付近に居住。麻知幾（九疇）や常仲明（用晦）と交遊し、日々医学の奥義を論じた。金元四大医家の一人に数えられ、『*儒門事《じゅもんじ》親《しん》』三巻（後に一五巻）の著作がある。同書は当時すでに文名のあった友人の麻知幾が編集したもので、書名は「儒のみが医理を明弁でき、これをもって親に事《つか》える」という意。一二二八年頃の成立。標記の生没年は推定で、享年はおよそ七二歳。その医説は『*傷寒論《しょうかんろん》』『*黄帝《こうてい》内経』に依拠し、*劉完素《りゅうかんそ》の学を敷衍し、寒涼の薬剤を多用した。それによって攻下派の始祖とされ、後代中国のみならず日本江戸時代の医学にも影響を及ぼした。㊜『和刻漢籍医書集成』2輯。『現代東洋医学』11（1）

■趙大中（ちょうだいちゅう）　［一三世紀頃］　［116］

金代の官医。伝記不詳。『風科集験名方』二八巻の原撰者。覃懐《たんかい》（河南省武渉県）の儒医の趙子中が伝承し、元の大元国特賜皇極道院虚白処士・趙素才卿の増補を経て大徳六年（一三〇二）に完成。同一〇年（一三〇六）に刊行された。「風は百病の長」（『素問』）といわれ、治病の要である。本書は風病に関する一大専書で、全二四二門、総計一九七九方を収録する。中国では失われ、日本でのみ存在するいわゆる佚存書。㊜『現代東洋医学』11（3）

■李東垣　（りとうえん）　［一一八〇～一二五一］　［117］

金元代の医家・医学者。真定（河北省正定地区）の人。名は杲《こう》、字は明之、東垣は号。金元四大家の一人に数えられ、一般に李杲《りこう》の称で通ることも多い。『元史』や硯堅「東垣老人伝」に伝記がある。代々の資産家で大定年間（一一六一～八九）の初頃には真定・河間（河北省河間県）で一番の地主であった。東垣は幼くして儒を内翰の王従之や馮叔献に学んだ。母の病死を傍観せざるを得なかったことから発憤し、当時有名であった易水（河北省易水県）の*張元素《ちょうげんそ》に医を学び、その学術をことごとく会得した。いったん済源（河南省済源県）で監税官の職に就いたが、のち戦乱を避けて汴梁《べんりょう》（河南省開封県）に移り、医を行った。壬辰の変（一二三二）の後、北渡して東平（山東省東平地区）に寓居し、一二四四年に郷里に帰った。晩年、友人の周徳夫の紹介で*羅天益《らてんえき》を弟子とし、自己の学術のすべてを伝授した。著書に『内外傷弁惑論』『脾胃論』『蘭室秘蔵』『傷寒会要』『医学発明』『薬類法象』『用薬法象』『東垣試効方』などがある。その医学は、五行説で土に属す脾胃を補うことを主眼とし、補中益気湯など今日でも常用される処方を考案した。よって補土派と称され、金元医家の雄となった。主著は『*東垣十書《とうえんじっしょ》』に収録されて、中国・朝鮮・日本で広く流布。日本では慶長二年（一五九七）小瀬甫庵古活字版を皮切りに翻刻を重ねた。李東垣・*朱丹渓《しゅたんけい》の医学は李朱医学と総称され、日本後世医学の模範となった。㊜『和刻漢籍医書集成』6輯。『現代東洋医学』11（2）

■竇黙（とうもく）　［一一九六～一二八〇］　［118］

金元代の医家・官僚。広平肥郷（河北肥郷）の人。初名は傑、字は漢卿または子声。戦禍を避けて各地を点々とする中で、医師の王翁の娘を娶り医を行った。蔡州の名医の李浩から銅人針法の教授を得た。また許衡らと明道学を講じた。のち帰郷して医療と教育活動を行い、評判を得た。元の世祖の信任を受けて翰林院侍講学士や昭文館大学士となった。没後は魏国公に封ぜられ、太師の称と文正の諡を贈られた。著書には『針経指南』一巻や『流注指要賦（通玄指要賦）』『標幽賦』などがあり、その独自の針術は後世に少なからぬ影響を及ぼした。竇黙の著は竇桂芳の『針灸四書』（一三一一刊）に収録されて広まった。㊎『針灸の歴史』130頁

■王好古（おうこうこ）　［一二世紀後半～一三世紀前半頃］　［119］

元代の医学者。趙州（河北趙県）の人。字は進之、号は海蔵。若くして儒学を学び、進士となり、趙州教授兼提挙管内医学の職を任じた（『医塁元戎』自序）。*張元素《ちょうげんそ》、*李東垣《りとうえん》に就いて学び、名を挙げた。およそ内傷・外感病はすべて六経理論で論治することを主張し、温補脾胃の重要性を説いた。王好古の学説は金元四大家と並んで、後世の医学に大きな影響を及ぼした。著書は多く、『医塁元戎』（一二三一年に成ったが紛失したため一二三七年に再稿）では張元素・李東垣の学説を交え、*張《ちょう》仲景《ちゅうけい》の医法を展開している。『湯液本草』（一二四八成）は張元素の『珍珠嚢』や李東垣の『薬類法象』

『用薬心法』を引用し、『黄帝内経《こうてい》』理論に基づき構築された特異な本草書である。『此事難知』（一三四八あるいは一二六四成）では李東垣の学説を敷衍し、傷寒六経証治を中心に理論と実際が論述されている。ほかに『陰証略例』（一二三六成）『伊尹湯液仲景広為大法』（一二三四成）などの著がある。(参)『和刻漢籍医書集成』6輯。『現代東洋医学』11（1）

■許国禎（きょこくてい）［一三世紀］ ［120］

元代の医官。降州曲沃（山西省）の人。『元史』に伝がある。字は進之、諡は忠憲。祖父も父も官吏で医家。国禎は経史に博通し、とくに医術に精しく、フビライの即位前にバイカル湖域に召され、医薬政務を管轄。太后やフビライの病を治して功あり、フビライに寵愛され、行政にも重用された。フビライ即位にあたって栄禄大夫・提点太医院事に登用。至元一二年（一二七四）に礼部尚書、さらに集賢学士・光禄大夫に昇進した。フビライは国禎を敬愛して許光禄と呼んだという。翰林集賢大学士となり、七六歳で没。金紫光禄大夫の称を贈られ、薊国《けいこく》公に追封された。『御薬院方』二〇巻（一二六七成）の編著がある。日本には早くも鎌倉時代に伝えられ、『万安方』に相当量の引用がある。本書は中国では失われ、日本では朝鮮活字本による和刻本（一七八六刊）があり、中国→朝鮮→日本→中国という経緯で現代中国に逆輸入された。(参)『現代東洋医学』11（3）

■釈継洪（しゃくけいこう）　〔一三世紀〕　〔121〕

元代の僧医。汝州（河南臨汝）の人。釈は僧侶の意。号は澹寮。至元二〇年（一二八三）に医方集『澹寮集験方』（『澹寮集験秘方』『釈澹寮方』とも）一五巻を著し刊行した。また嶺南（広東・広西の一帯）に遊んだ際、当地住人の病苦を見て『嶺南衛生方』三巻（現伝増補本は四巻）を著した。両書ともに日本に古く伝えられ、中国では失われた佚存書で、中国には近代に日本から還流した。(参)『現代東洋医学』11（3）（4）

■周天錫（しゅうてんしゃく）　〔一三世紀〕　〔122〕

元代の東嘉（浙江省永嘉）の人。字は永年。経歴不詳。至元三一年（一二九四）に、常用薬物三六四種の薬効性味を四句の七絶詩訣にまとめた『(図経備要)本草詩訣』二巻を刊行した。その写本が日本のみに現存する。(参)『現代東洋医学』11（4）

■曽世栄（そうせいえい）　〔一三世紀〕　〔123〕

元代の医家。衡陽（湖南省衡陽県）の人。字は徳顕、号は育渓・演山翁。はじめ科挙の学問を修めたが、のち劉思道（宋の太医・戴尭道の弟子の劉祀の五世の孫）について幼科を学び、その道の大家として知られた。至元三一年（一二九四）に『活幼心書』三巻を著した。従来『活幼口議』二〇巻も

曽世栄の作とされてきたが、同書は別人、北宋末の史演山の著であることが近年判明した。(参)『現代東洋医学』11（4）

■羅天益（らてんえき）　［一三世紀］　［124］

元代の医家。真定（河北省正定地区）の人。字は謙甫。生没年は不詳。活躍期は一三世紀。*李東《りとう》垣《えん》と同郷で、李東垣が河南の汴梁《べんりょう》、山東の東平を遊歴して一二四三年に真定に帰ったのちに入門し、李東垣晩年の最愛の弟子となった。一二四七年頃に入門し、李東垣の没する一二五一年まで、少なくとも五年間は師事していたとみられる。李東垣の篤い信任を得た羅天益は、李東垣の臨終にあってその著書を依託された。羅天益は李東垣を尊敬してやまず、その医論・医方・治験をまとめて一二六六年に『東垣試効方』を編纂。さらに一二七六年には李東垣の遺著『脾胃論』『蘭室秘蔵』『内外傷弁惑論』などを初めて出版物として世に広め、李東垣の旧恩に報いた。自己の著書には『衛生宝鑑』二四巻補遺一巻がある。同書は羅天益の医論と歴代の名処方を集成したもので、後世への影響は少なくない。日本では翻刻されなかったが、明刊本に拠る写本が作製され、ある程度は知られた。李東垣の書を後世に伝え、また自らの著書を通じてその学統を継承し敷衍した功績は評価される。(参)『現代東洋医学』11（4）

■李鵬飛（りほうひ）　［一三世紀］　［125］

元代の人。伝記不明。至元二八年（一二九一）に『三元参賛延寿書』五巻を著した。本書は道教的色彩の濃い書で、五〇項目にわたり、養生・食養について、『*黄帝《こうてい》内経』、本草書や種々の典籍を引用して解説してある。㊜『現代東洋医学』11（4）

■王与（おうよ）　［一三世紀後半〜一四世紀初］　［126］

元代の法医学者。東欧（福建建欧南）の出身。字は与之。刑中書省理問提控案牘という職にあり、『無冤録』二巻（一巻本もある）を著し、至大元年（一三〇八）に刊行。本書は従来の『洗冤録』『平冤録』および省部の『考試程式』を底本に自己の見解を補充したもので、後代の法医学分野の模範となった。日本でも本書を抄訳した『無冤録述』が一八世紀半ばに世に出て、我が国法医学の端緒になった。㊜『現代東洋医学』12（1）

■杜思敬（としけい）　［一二三四〜一四世紀前半］　［127］

元代の人。銅鞮（山西省沁県西南）出身。号は宝善老人。詳細は不明。*張元素《ちょうげんそ》を尊崇し、その学統の著述を集めて延祐二年（一三一五）に『済生抜粋』を刊行した。以下の一九書が収録されている。『針経節要』『雲岐子論経絡迎随補瀉法』『竇太師流注指要賦』『針経摘英集』『雲岐子七表八裏九道脈訣論幷治法』『（潔古老人）珍珠囊』『医学発明』『脾胃論』『潔古家珍』『（海蔵老人）此事難知』『（海蔵編類）医壘元戎』『（海蔵）陰証略例』『雲岐子保命集論類要』『（海蔵）癍論萃英』『田氏保嬰集』『蘭室秘蔵』『活法機要』『衛生宝鑑』『雑類名方』。本書は日本へは早くに伝えられ利用されたが、覆刻はされなかった。㊜『現代東洋医学』12（1）

■王珪（おうけい）　［一三世紀後半〜一四世紀前半頃］　［128］

元代の医家。呉郡（浙江杭州）の人。字は均章、号は中陽老人・洞虚子。四〇歳にして呉郡の虞山に隠居し、医術を究め、養生・神仙の道を修めた。至元四年（一三三八）に『泰定養生主論』一六巻を脱稿。明代や江戸前期の日本でも重刊された。書名の「泰定」は『荘子』が出典。泰定元年（一三二四）に起草したことも兼ねている。㊜『現代東洋医学』12（2）

■危亦林（きえきりん）　［一三世紀後半〜一四世紀前半］　［129］

元代の医家・医官。生没年を一二七七〜一三四七とする説もあるが、根拠不明。江西南豊の人。字は達斎。医家の五代目。初代の雲仙は東京（開封）に遊学し、漢代の名医・*董奉《とうほう》の二五世の孫から大方脈（成人内科）を授かり、以後、代々、婦人科・外科・小児科・眼科などに通じた。亦林も幼少より医学を修め、ことに瘡腫《そうしゅ》・咽喉・口歯科に通暁。著書に『世医得効方』二〇巻（一三三七成）

がある。本書は歴代名医の諸方を集め、さらに家伝の処方や経験処方を加えた医学全書で、後世に与えた影響は少なくない。執筆当時の官職は南豊州医学教授、南豊州前官医副提領。㊂『現代東洋医学』12（2）

■呉瑞（ごずい）　［一三世紀後半〜一四世紀前半］130

元代の医家。海寧（浙江省）の人。飲食に関連深い本草五四〇余品について解説し、天暦中（一三二八〜二九）に『家伝日用本草』（単に『日用本草』とも）八巻を著した。日本では慶安四年（一六五一）和刻がある。㊂『現代東洋医学』12（1）

■忽思慧（こつしけい）　［一三世紀後半〜一四世紀前半］131

元代の食医（食事管理官）。モンゴル族。延祐年間（一三一四〜二〇）に飲膳太医の職に補任され、趙国公の常普蘭奚（集賢大学士・銀青栄禄大夫）らと共に料理の研究を重ね、種々の資料を参考に『飲膳正要』三巻を文宗トク・チムールに献上した。同書はきわめてモンゴル色ないしは西域色の強い食養書（薬膳料理書）として知られ、巻一は総論と九五種の珍美な料理の調理法、巻二は諸般湯煎と題する五六種の薬用剤の製法、巻三は食材である本草部の記載にあてられる。元朝においては出版されず、明の景泰七年（一四五六）に代宗の御製序を付して刊行された。近世まで日本に及ぼした影

響は認められない。㊜『現代東洋医学』12（3）

■薩徳弥実（さてみーし・さつむーす）　［一三世紀後半～一四世紀前半］　[132]

元代の官僚・医学研究家。モンゴル人。原語名の発音を漢字に写したもので沙図穆蘇とも書く。字を謙斎と称し、始め元朝の御史（司法官僚）を務め、のち建昌（江西省南城県）の太守となった。その赴任時に諸家の処方集や経験処方を渉猟して整理編集し、泰定三年（一三二六）に参知政事の王都中の序を付し、郡校において『瑞竹堂経験方』一五巻を刊行した。三一〇余処方を収録する。この書は中国で失われ日本に伝存した佚存書で、桂川国瑞が所蔵する明版に拠って寛政七年（一七九五）木活字をもって印行した。中国では『永楽大典』による輯佚本が『四庫全書』に収められたが、不完全である。㊜『現代東洋医学』12（1）

■孫允賢（そんいんけん）　［一三世紀後半～一四世紀前半］　[133]

元代の医家。文江（吉水、江西省吉安県）の人。代々の儒医。延祐年間（一三一四～二〇）に『医方集成』一〇巻を著し、至治元年（一三二一）に王元福がこれに序を書いて刊行した。以後この書は『医方大成』と書名を変え、さらに一四世紀半ば元末に至り、熊彦明が増補を行った。孫允賢の原著では『和剤局方』『易簡方』『厳氏済生方』『楊氏家蔵方』『澹寮方』『簡易方』『普済本事方』『御薬院方』

『三因方』『是斎百一選方』『経験方』『*聖済総録《せいさいそうろく》』『仁斎直指方』『傷寒活人書』『婦人大全良方』『湯氏嬰孩妙訣』『銭氏*小児薬証直訣《しょうにやくしょうちょっけつ》』『幼幼新書』『経済方』などの処方が引用される。この書はさらに*熊宗立《ゆうそうりつ》の増補改訂により『*医書大全《いしょたいぜん》』となり、その医論を抽出して日本で作られた『医方大成論』は江戸時代のベストセラー医書の一つとなった。参『和刻漢籍医書集成』7輯。『現代東洋医学』12（1）

■孫仁存（そんじんぞん）　［一三世紀後半頃］　134

元代の人。経歴不詳。元初に『仁存孫氏治病活法秘法』一〇巻を著した。この書は中国では早くに失われたが、日本に速やかに伝えられ『万安方』（一三一五）に引用された。日本に写本が現存。九三の病項にわたり一三〇〇に近い処方が収録されている。参『現代東洋医学』12（3）

■斉徳之（せいとくし）　［一三世紀～一四世紀］　135

元代の医官。経歴不詳であるが、『外科精義』二巻の著者として知られ、その結銜には「医学博士充御薬院外科太医」とある。同書上巻には外科の医論、下巻には一四五処方を載せており、簡明にして実用的。『*東垣十書《とうえんじっしょ》』に収録されたため、広く流布し、日本でも『啓迪集』に引用。慶長二年（一五九七）の小瀬甫庵古活字版を皮切りに何度も重刊された。参『和刻漢籍医書集成』6輯。『漢方

の臨床』37（6）

■徐用和（じょようわ） ［一三世紀〜一四世紀］ 〔136〕

元代の官僚。宣州（安徽省）の人。名は文中。官吏ではあったが、幼いころから針薬の術に通じ、鎮南王妃の疾を治して*扁鵲《へんじゃく》の再来と絶賛されたという。『加減十三方』一巻（成立年不明）を著した。一三の方剤を基本とし、これを加減することによって万病に対応するという方式。とくに日本の医学に強い影響を及ぼした。一三方とは、不換金正気散・十神湯・生料五積散・二陳湯・参蘇散・香蘇飲・対金飲子・玄武湯・五苓散・四君子湯・小柴胡湯・烏薬順気散・四物湯である。

(参)『現代東洋医学』12（3）

■葛乾孫（かつかんそん） ［一三〇五〜一三五三］ 〔137〕

元代の医家。長洲（江蘇蘇州）の人。字は可久。『明史』に記載がある。父の葛応雷は歴世の医家。乾孫も家学を継いで名医となった。*朱丹渓《しゅたんけい》とも親交があり、『医学啓蒙』『経絡十二論』を著したが、失伝。労咳（肺結核）の治療法を記した『十薬神書』一巻（一三四八序刊）が現存しており、日本でも元禄三年（一六九〇）に覆刻されて流布した。(参)『現代東洋医学』12（3）

■朱丹渓（しゅたんけい）　［一二八一～一三五八］　［138］

元代の医家。義烏（浙江省義烏県）の人。名は震亨、字は彦修、丹渓は俗称。代々義烏の丹渓に居住したので世に丹渓先生と尊称された。三〇歳の時に医学を志して『素問』を読み、会得するところがあった。四〇歳で再び読み返し、さらに四年後、*羅知弟《らちてい》に師事し、また*劉完素《りゅうかんそ》・*張子和《ちょうしわ》・*李東垣《りとうえん》・*王好古《おうこうこ》らの著述を読んで、初めて湿熱相火が病気の多くの原因であることを悟ったという（『*格致余論《かくちよろん》』序）。当時は簡明な『（太平恵民）和剤局方』が濫用され、辛燥の薬剤による弊害が多く、これに疑念を抱いた朱丹渓は「陽は常に有余、陰は常に不足す」と説き、滋陰降火湯などの補陰剤を創製し、多用して治療を行った。よって養陰派と称される。医学における金元四大家の一人に数えられ、明清の医学に大きな影響を及ぼした。弟子に明代初期の名医として知られた*戴思《たいし》恭《きょう》・*王履《おうり》・徐彦純・*劉純《りゅうじゅん》らがおり、その果たした役割は言に尽くせない。著書に『格知余論』一巻（一三四七成）『*局方発揮《きょくほうはっき》』一巻（一三四七以降成）や、『活法機要』『丹渓心法』『本草衍義補遺』など。他に丹渓の名を冠する書は少なくない。わが国の曲直瀬道三に与えた影響は絶大で、わが国後世派の源流は丹渓にあると言っても過言ではない。『格知余論』と『局方発揮』の二書は江戸時代に幾度となく覆刻され、ベストセラーの医書となった。㊫『和刻漢籍医書集成』6輯。『現代東洋医学』12（4）

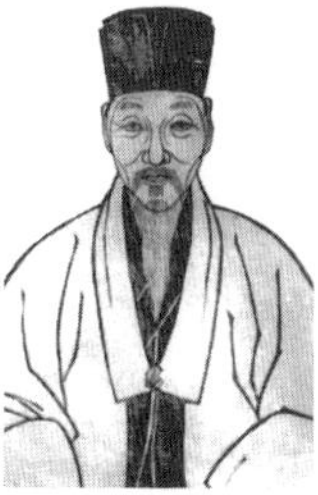
朱丹渓

■艾元英（がいげんえい） ［一四世紀］ ［139］

元代の医家。東平（山東省）の人。経歴は不詳。『如宜方』二巻（一三五五序刊）を著した。明代には陳猷が増訂し『回生捷録』と改題して刊行した。㊜『現代東洋医学』12（3）

■滑寿（かつじゅ） ［一四世紀］ ［140］

元代の医家・医学者。生年については一三〇四あるいは一三一四年、没年は一三八六年とする説もあるが、確証を欠く。字は伯仁。号は攖寧生《えいねいせい》。日本では滑伯仁《かつはくじん》として通用することが多い。祖先は許州襄城（河南省）の旧家。祖父が江南の官吏となって儀真（江蘇省儀徴市）に移住し、滑寿は当地で生まれた。英才の誉れ高く、幼くして儒学を修め、詩才があった。京口（江蘇鎮江）の名医・王居中に就いて医学を学んだ。『*黄帝《こうてい》内経』『難経』などの医経をはじめ、*張仲景《ちょうちゅうけい》・*劉完素《りゅうかんそ》・*李東垣《りとうえん》など諸家の学説に通暁した。東平（山東）の高洞陽に学んで針術を習得し、医名を挙げた。七〇余歳にしてなお容貌は童子の如く、すこぶる健脚、飲酒は底抜けであったという。著書の『*十四経発揮《じゅうしけいはっき》』（一三四一成）は経脈の正経十二脈と任脈《にんみゃく》・督脈《とくみゃく》を合わせて十四経となし、先行する『金蘭循経』（忽泰必列著）を基に『素問』『霊枢』などの記述を加えた経絡経穴学書。下巻の任脈・督脈以下奇経八脈の内容は『聖済総録』に基づく。『*難経本義《なんぎょうほんぎ》』（一三六一成）は『*黄帝八十一難経《こうていはちじゅういちなんぎょう》』の注解書で、従来の諸家の説に自己の解釈を加えた書。この二書は簡明であったため、とくに日本で翻刻を重ね、江戸時代を通じてベストセラーとなった。日本針灸における滑寿の影響は大である。ほかに『診家枢要』(一三五九成)『読素問鈔』『脈理存真』などの著書がある。㊫『現代東洋医学』12(2)・12(3)。『針灸の歴史』131頁

■陳外郎(ちんういろう) [一四世紀] [141]

初代の陳宗敬(順祖。?～一三九五)は台州(浙江省臨海県)の人。元の官僚(礼部員外郎・太医院)。元朝滅亡にともない日本に亡命して博多に住んだ。二代の宗寿(大年。?～一四二六)は京に上り、一四〇四年に遣明船で渡明し、帰国の際、霊宝丹をもたらした。これが小田原「ういろう透頂香」の由来である。三代は月海常佑(?～一四四六)。四代は祖田(有年)。五代は友蘭(周晦)。代々外郎と称し、医師として活躍した。

■李仲南(りちゅうなん) [一四世紀] [142]

元代の医家。碧山(浙江とも安徽ともいう)の人。字は天池、名は廼季、号は栖碧。一四世紀前半に活躍。初め親の長寿を願い、道士に就いて神仙術を修めたが、やがてその道は究め難いことを悟り、方脈(医術)こそが母の延寿に貢献できると知り、ついに古人の医書を考究。とりわけ*張《ちょう》仲景《ちゅうけい》の『*傷寒論《しょうかんろん》』には法が備わっており、傷寒の法を推せば雑病の治は可能であると確信。さら

に諸家の名処方を選び、延祐三年（一三一六）頃『錫類鈐方《せきるいけんほう》』を脱稿。友人の*孫允賢《そんいんけん》の補遺・校訂を受け、至順二年（一三三一）に書名を『永類鈐方』と改め二二巻を刊行した。㊫『現代東洋医学』12（2）

■呂復（りょふく）　［一四世紀頃?］　143

元末～明初の医家。四明（浙江省鄞県）の人。字は元膺、号は滄洲翁。『明史』に伝がある。宋代、金華の名士・呂祖謙（東莱）の後裔。幼少時に父を亡くし、家は貧しく、初め儒を学んだが、母の病気の治療にあたった鄭礼之に就いて医を修め、医学古典を深く研究した。数多くの医書を著したが、失伝した。

■倪維徳（げいいとく）　［一三〇三～一三七七］　144

元代の医家。呉県（江蘇）の人。字は仲賢、号は勅山老人。『明史』二九九に伝がある。家は祖父から続く医家。当時は『太平恵民和済局方』が普遍的に用いられていたが、維徳はすでに当代に適合しないと考え、『*黄帝《こうてい》内経』をはじめ*劉完素《りゅうかんそ》・*張子和《ちょうしわ》・*李東垣《りとうえん》らの書を学び精通した。眼科に関する著書として『原機啓微』二巻（一三七〇自序）がある。㊫「倪府君墓碣銘」

■**王履**（おうり）　〔一三三二～?〕　〔145〕

元末～明初の医家・医学者。江蘇崑山の人。字は安道、号は畸叟。没年を一三九一年とする説があるが、根拠は薄弱。*朱丹渓《しゅたんけい》の門人。洪武（一三六八～九八）の初め、秦府良医正の職に就いた。『*黄帝《こうてい》内経』ならびに朱丹渓・*李《り》東垣《とうえん》の学説を踏襲しつつも、自らの理論を展開して『*医経溯洄集《いけいそかいしゅう》』（成立年不詳）を著述。『*傷寒論《しょうかんろん》』に関しても独自の説を示した。のち『*東垣十書《とうえんじっしょ》』に編録されたことから世に広く知られた。『医統正脈全書』（一六〇一序刊）にも収録がある。以後の『傷寒論』研究や温病学説に少なからぬ影響を与えた。ことに日本では翻刻を重ね、注解書も作られ、最も読まれた漢籍医書の一つとなった。名古屋玄医に『医経溯洄集抄』（一六六三刊）の著がある。他に『標題原病式』『百病鉤玄』『医韻統』を著作したというが失伝。詩文、絵画も巧みで、代表作に『華山図冊』（一三八三年、五二歳の作）がある。子の伯承も永楽中（一四〇三～一四）の名医。伯承の娘婿の沈仲実や孫の承先も医に精通した。㊫『和刻漢籍医書集成』6輯。『現代東洋医学』13（1）

■**楼英**（ろうえい）　〔一三二〇～一三八九。一説に一三三二～一四〇〇〕　〔146〕

元末明初の医家。浙江蕭山の人。一名は公爽、字は全善。養生の術に通じ、元朝の崩壊を察知して仕官を求めず、『*黄帝《こうてい》内経』や方薬を研究し、医の奥を究めた。洪武年間（一三六八～九八）に臨淮丞の孟恪の推薦で太祖に謁見したが、老齢をもって帰郷を許され、洪武二二年（一三八九）に没したとされるが（『新修蕭山県志』）、一三三二～一四〇〇年説も有力である。洪武初（一三七〇年前後）、三〇余年の研鑽のもとに医学全書である『医学綱目』四〇巻を完成。のち嘉靖四四年（一五六五）に至り、曹灼らの校訂によって初めて刊行された。日本では万治二年（一六五九）に和刻本となった。㊜『現代東洋医学』14（4）

■戴思恭（たいしきょう）［一三二四～一四〇五］［147］

元末明初の医家。浦江（浙江省蘭谿県）の人。字は原礼（元礼とも）。義烏の*朱丹渓《しゅたんけい》の筆頭高弟。洪武年間（一三六八～九八）、御医に徴され、治効を挙げたため、太祖（洪武帝）に重んじられた。燕王（のちの永楽帝）や晋王の病を治して信任ますます厚く、太祖が崩じて恵宗（建文帝）が継いだとき、諸医は罰せられたが、戴思恭だけは独り擢んでられて太医院使となった。永楽の初（一四〇三）、老齢のため辞して帰郷したが、同三年夏、再び召され、その冬また帰郷。翌月没した。享年八二。著書に『証治要訣』『証治類方』『丹渓先生金匱鉤元』『推求師意』がある。㊜『和刻漢籍医書集成』7輯。『現代東洋医学』13（2）

明

漢民族による国家を回復した朱氏の明（一三六八～一六四四）は、はじめ南京に都し、のち北京に移った。金元医学は明代に引き継がれ、さらに進展した。医学界では多くの医家たちが名声を競い、数え切れぬほどの医書が著述された。多彩な医学活動は中国医学の黄金期といえよう。皇族の中に医学を好んだ者もおり、また劉純・熊宗立・虞摶《ぐたん》そして龔廷賢《きょうていけん》らの医書、さらに李時珍の薬物書は日本医家を魅了した。

■劉純（りゅうじゅん）　［一四世紀後半〜一五世紀初頃］　148

明初の医家。先祖は呉陵（江蘇省丹陽県）の名族で儒を業とした。父の劉叔淵（号は橘泉）は*朱丹渓《しゅたんけい》の弟子。劉純の字は宗厚。若年より馮庭幹に就いて医を学んだ。朱丹渓を中心に*劉完素《りゅうかんそ》・*李東垣《りとうえん》の学説を奉じ、若くして著述を始め、洪武二一年（一三八八）に『医経小学』六巻（九巻本もある）、同二九年（一三九六）には『*玉機微義《ぎょくきびぎ》』五〇巻を脱稿した。『玉機微義』は師の馮庭幹より授かった徐彦純（用誠）の原著を増補したもので、明清間に翻刻を重ねた。日本へは室町末期に到来し、曲直瀬道三の座右の書として『啓迪集』に多く引用された。参『和刻漢籍医書集成』5輯。『現代東洋医学』13（2）

■許弘（きょこう）　［一三四一〜一四二二以降］　149

明代の医家。建安の人。字は宗道。弘は宏とも書く。一五世紀初頃『金鏡内台方議』一二巻を著した。本書は『*傷寒論《しょうかんろん》』収載の一一三処方について解説したもの。和刻本（一八二一刊）もある。別著『湖海奇方』自序に「永楽二十年、建安八十二翁」とあることから生年が判明する。参『現代東洋医学』14（2）

■朱橚（しゅしゅう）　［一三六一～一四二五］　150

明の皇族。朱元璋の第五子。謚は定。朱権《しゅけん》の兄にあたる。初め呉王に封ぜられたが、洪武一一年（一三七八）に周王に改封されたので、周定王と称される。学問を好み、文に巧みで、民事に心を尽くしたという。医学に通じ、三種の医書を撰した。『袖珍方大全』四巻（一三九〇刊）は周藩の良医（官職）の李恒に編集させた医方集で、明版が日本に伝えられ活用された。『啓迪集』に「珍」として、また『古今方彙』に「袖」として引用がある。『救荒本草』二巻（一四〇六初版）は飢饉に備え、非常時の食用になる四一四種の植物を記した特異な本草書で、写生図入り。明代で重刊された。日本でも注目され、和刻本（一七一六・一七九九）が活用された。『普済方』一六八巻は中国歴代最大級の医学全書で、一九六〇の論、二一七五の類、七七八の法、そして六一七三九もの処方を収録する。永楽年間（一四〇三～二四）に刊行されたが、膨大過ぎて完本は伝わらない。現伝本は『四庫全書』に収められた四二六巻の改編本。日本へは旧来伝えられなかった。㊫『現代東洋医学』13（1）

■徐鳳（じょほう）　［一四世紀後半～一五世紀前半］　151

明代の針灸医学者。江西戈陽県の人。字は廷瑞。金元の竇黙《とうもく》の学統を汲む。『針灸大全』六巻の著書があり、正統四年（一四三九）に初版。以後明清間で翻刻を重ね、針灸の指南書として広く用いられた。『針灸大全』は日本にも渡来して印行（一六七一）された。㊫『現代東洋医学』14（1）。『針灸の

歴史』140頁

■**朴允徳**（ぼくいんとく） ［一四世紀後半〜一五世紀前半］ ［152］

一五世紀前半に活躍した朝鮮の医官。太宗一七年（一四一七）に典医注簿、世宗一三〜一五年（一四三一〜三三）には典医副正の職位にあった。世宗一三年に刊行された『郷薬採取月令』一巻や、世宗一五年に刊行された『郷薬集成方』八五巻の編纂に携わった。

■**劉瑾**（りゅうきん） ［一四世紀後半〜一五世紀前半頃］ ［153］

明代の医官。字は永懐、号は恒庵。詳伝不明。医学士であった劉瑾は洪熙元年（一四二五）寧献王（*朱権《しゅけん》）の命を受け、師の陳会（字は善同、号は宏綱）の著した『広愛書』一〇巻（一二巻とも）を校定。それより五四八証・二一一要穴を選び、六四証・一四五穴を追加して『神応経』を著したとされる。本書には朝鮮版や正保二年（一六四五）和刻本があり、これらには日本と朝鮮の往来を示す和気・丹波の秘伝八穴灸法が付加されている。(参)『現代東洋医学』13（2）。『針灸の歴史』138頁

■**朱権**（しゅけん） ［一三七八〜一四四八］ ［154］

明の皇族。朱元璋（初代皇帝）の一七男。永楽帝の異母弟。*朱橚《しゅしゅう》の弟。寧王に封ぜられた。号は

臞仙《くせん》・雪斎・涵虚子ほか。諡は献。永楽帝の時は南昌に改封。容姿秀麗、すこぶる博学で諸書に通じた。善本奇書があれば刊行し、自らも多くの著述をなした。医書としては『臞仙活人心法』（『活人心』とも）二巻・『乾坤生意』三巻・『寿域神方』四巻の著があり、いずれも道家養生学の色が強い。㊜『現代東洋医学』13（1）

■陶華（とうか）　［一四世紀後半～一五世紀］　155

明代の医家。余杭（浙江省杭州）の人。字は尚文、号は節庵。生没年については一三六九～一四六三年、一三九三～一四八七年など諸説がある。正統元年（一四三六）劉志善より傷寒の秘伝書を受け、さらに南に帰って上海の趙景元に師事し、『*傷寒論《しょうかんろん》』研究に開眼した。『傷寒明理続論』『傷寒瑣言』『証脈薬截江網』『傷寒家秘的本』『殺車槌法方』『一提金』の六書から成る『傷寒六書』を著し、執筆の七〇年前後を経た嘉靖元年（一五二二）に出版され、明清間で重刻されて流布。日本の寛永七年（一六三〇）にも翻刻されて読まれた。㊜『和刻漢籍医書集成』7輯。『現代東洋医学』13（4）

■寇平（こうへい）　［一五世紀］　156

明代の医家。嵩陽《すうよう》（河南省登封）の人。堂号は全幼堂。詳伝は不明。成化四年（一四六八）に小児科方書の『全幼心鑑』四巻を序刊した。嘉靖年間刊行の八巻本や六巻本もある。日本では一六巻本に

改められ寛文一〇年（一六七〇）に翻刻された。参『現代東洋医学』13（2）

■**銭大用**（せんたいよう）［一五世紀］［157］

明代の医家。若くして江蘇・浙江の地において北京から来た太医院の名医に遇って学び、小児科に通じたというが、伝は不詳。『秘伝活幼全書』八巻を著し、弘治八年（一四九五）に刊行された。八巻とはいっても量的には一冊程度の内容である。日本では弘治版に拠って古活字版（年次不詳）が刊行された。伝本はこの二種のみで、日中ともに後世に及ぼした影響は少ない。参『現代東洋医学』13（3）

■**全循義**（ぜんじゅんぎ）［一五世紀］［158］

朝鮮世宗（在位一四一八〜五〇）後期から世祖（在位一四五五〜六八）期の医官。世宗期では内委員会医官護軍、端宗《たんそう》朝（在位一四五二〜五五）では典医監庁直の職にあった。『食医纂要』を著述したが伝わらない。世宗二七年（一四四五）に成った朝鮮最大の医学全書である『医方類聚』二六六巻の編纂に参加し、同二九年（一四四七）には金義孫とともに『針灸択日編集』一巻を著した。

■董宿（とうしゅく）　［一五世紀］　［159］

明代の医官。会稽（浙江省紹興）の人。正統年間（一四三六～四九）に太医院使の地位にあり、諸家の特効方を集めて『試効神聖保名方』一〇巻の方書を作った。この書は伝わらないが、*方賢《ほうけん》と楊文翰の補編によって大型の医方書『太医院経験奇効良方大全』（略して『奇効良方』とも）六九巻に拡大した。方賢は呉興（浙江省帰安）の人で、正統・景泰年間（一四三六～五六）に太医院の院使・院判を歴任した。成化年間（一四六五～八七）には殿前に召されて医論三篇を奏上し、通政使右通政に加封された。楊文翰も当時の太医院御医である。『奇効良方』には成化七年（一四七一）版と正徳六年（一五一一）版の二種の明刊本がある。日本には室町時代に早くも伝来し、活用された。江戸中期の『古今方彙』にも処方の引用があるが、量的なことが障害してか、和刻本出版には至らなかった。㊜『現代東洋医学』13（3）

■方賢（ほうけん）　［一五世紀］　［160］

明代の医官。呉興（浙江省帰安）の人。正統～景泰年間（一四三六～五六）に太医院の院使・院判を歴任。成化年間（一四六五～八七）には殿前に召されて医論三篇を奏上し、通政使右通政に加封された。*董《とう》宿《しゅく》の原著に基づき、『奇効良方（太医院経験奇効良方大全）』を楊文翰とともに再編し、成化七年（一四七一）に全六九巻を刊行した。共同編者の楊文翰も当時の太医院使。正徳六年（一五一一）には重刊。

正統間（一四三六〜四九）の刊本があるともいうが不詳。大部の書冊にもかかわらず、刊行後速やかに日本に伝えられ、利用されたが、覆刻されるには至らなかった。『奇効良方』には六五の病門に七千余りの処方が収録。『古今方彙』にも引用がある。(参)『現代東洋医学』13（3）

■周文采（しゅうぶんさい）

［一五世紀後半頃］ [161]

明代の官医。江蘇呉県の人。家は代々の医家。弘治中（一四八八〜一五〇五）に興献王（憲宗の第四子）の侍医（興憲王府良医副）となり、王の命を受けて弘治八年（一四九五）に『医方選要』一〇巻を、弘治一一年（一四九八）には『外科集験方』二巻を著した。(参)『現代東洋医学』13（3）

■熊宗立（ゆうそうりつ）

［一四〇九〜一四八一］ [162]

明代の医家・儒家・出版事業家。福建建陽（福建省建陽県）の人。名は均、宗立は字、号は道軒・道宗・勿聴子・鼇峰《ごうほう》。宋末の儒家・熊勿軒（名は禾、字は位辛。官は汀洲司戸参軍）の後裔。一〇歳にして劉仁斎に学び、百家の書に精通。儒と医を兼ね、書堂を種徳堂と称し、書籍の校訂出版事業を行った。その書は医学以外にも及び、知られるだけでも約四〇種はある。子孫の熊氏一族も福建における屈指の出版家として活躍した。代表的編著は『（名方類証）*医書大全《いしょたいぜん》』二四巻で、先代の熊彦明の原著を補訂し、正統一一年（一四四六）に自ら出版したもの。成化三年（一四六七）に再刊。

成化版は文明中（一四六九〜八七）に早くも日本に舶載、堺港に荷揚げされ、当地の医家・豪商であった阿佐井野宗瑞によって大永八年（一五二八）に覆刻された。阿佐井野版『医書大全』と称し、これが日本初の医学書出版とされる（五山版『*察病指南《さつびょうしなん》』が先行する可能性も残る）。日本における第二の医書出版物の『勿聴子俗解八十一難経』（一五三六年、谷野一栢一乗谷版）もまた熊宗立の著作になる。熊宗立の事業は当の中国よりもむしろ日本の医学に色濃く反映された。一五〜一六世紀、日本医界に影響を与えた中国医家の筆頭に挙げられる。㊫『和刻漢籍医書集成』7輯。『新版 漢方の歴史』155頁

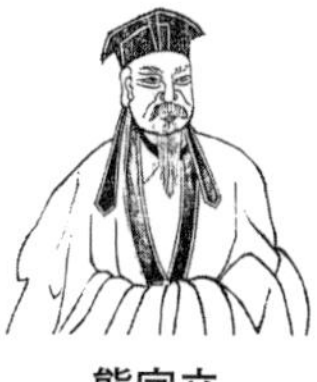

熊宗立

■王璽（おうじ） [?〜一四八八] [163]

明代の官僚・武人・医学者。孤竹（河北盧竜）の人。字は昭時、号は玉斎。もとは太原左衛指揮同知の任にあり、成化（一四六五〜八七）の初めに戦功によって都指揮同知に進み、同一三年（一四七七）には都督同知に昇進した。兵学・文学に精通。辺境にあること二四年。この間、僻地の医療に対応するべく成化一八年（一四八二）に『医林集要』（『医林類証集要』とも）一〇巻を著した。明代では数度重刊。朝鮮でも活字印刷。日本では曲直瀬道三『啓迪集』に多くの引用があり、さらに寛文元年（一六六一）に和刻本が刊行、医療に供された。㊫『現代東洋医学』13（3）

■王綸（おうりん）

［一四五三〜一五一〇］　〔164〕

明代の官僚・医家。浙江慈渓の人。字は汝言、号は節斎。成化二〇年（一四八四）の進士。工部都水司主事（一四八六）、礼部儀制（一四八九）、主客員外郎（一四九五）、儀制郎中（一四九六）、広東参政（一五〇〇）、湖広右布政使（一五〇六）と進み、正徳中（一五〇六〜二一）には右副都御史に任ぜられ、湖広巡撫の軍務を兼任した。墓誌題には「明故通議大夫都察院右副都御史節斎王公墓銘」とある。家族が病弱であったため、業務のほかに医学を研鑽し、医業を行い、医名を知られた。著書『本草集要』八巻（一五〇〇自序）は従来の本草書に金元流の諸説を加えたもの。『明医雑著』六巻（一五〇二自序）は*朱丹渓《しゅたんけい》学説に自己の経験を加味した医論集。『薛氏医案』にも収録。曲直瀬道三『啓迪集』にも多数引用され、和刻本も出版された。ほかに『医論問答』（一五三三刊）『節斎公胎産医案』『節斎小児医書』などの著がある。(参)『和刻漢籍医書集成』8輯。『現代東洋医学』13（3）

■虞摶（ぐたん）

［一四三八〜一五一七頃］　〔165〕

明代の医家。義烏（浙江義烏）の人。字は天民、号は恒徳老人。*『医学正伝《いがくせいでん》』八巻の著者として知られる。同書は正徳一〇年（一五一五）自序、嘉靖一〇年（一五三一）初版。生年は自序執筆時に七八歳とあることから推定。初め科挙を目指したが、祖父の家学を継ぎ、*朱丹渓《しゅたんけい》の学風に私淑し、三〇歳から医書の研究を始め、四八年にして『医学正伝』を著したという。中国では明代に重刊されたが清代以降は注目されなかった。日本には室町末期に最新医書として舶来し、曲直瀬道三は二〇余年間この書を読んだという。『啓迪集』には大量の引用があり、曲直瀬流の至宝とされる。慶長二年（一五九七）には早くも古活字版が刊行され、以後何度も覆刻を重ねた。後世派漢方の根幹をなす書である。㊟『和刻漢籍医書集成』8輯。『現代東洋医学』13（4）

■呉球（ごきゅう） ［一五世紀後半〜一六世紀前半頃］ 166

明代の医家。括蒼（浙江省麗水県）の人。字は茭仙《こうせん》。経歴は不詳。一五三〇年代に医論・医方集である『諸症弁疑』四巻（六巻本もある）を撰した。また嘉靖一七年（一五三八）に憲使慎斎山陽胡公に著書『活人心統一』四巻を献じ、胡公の命で翌年刊行された。『諸症弁疑』は日本でも正保二年（一六四五）に翻刻された。㊟『現代東洋医学』14（3）

■趙継宗（ちょうけいそう） ［一五世紀後半〜一六世紀前半］ 167

明代の官僚・医家。浙江慈渓の人。号は敬斎。弘治三年（一四九〇）の進士。広東検事などを歴任。元来病気がちであったことから医書を研究し、臨床に長ずるようになった。官を辞し帰郷してからますます医に専心し、嘉靖七年（一五二八）に『儒医精要』一巻を序刊した。内容に批判を浴びたこともあり、中国では初版一度の刊行にとどまり、伝本さえも失われた。日本では慶長一九年（一六一四）

の古活字版や慶安元年（一六四八）の覆刻整版がある。参『現代東洋医学』13（4）

■**張世賢**（ちょうせいけん）　［一五世紀後半～一六世紀前半頃］　［168］

明代の医家。寧波（福建省）の人。字は天成、号は静斎。正徳年間（一五〇六～二一）に名医として知られた。著書に『図註八十一難経（弁真）』『図註脈訣（弁真）』（各八巻。四巻本もある）があり、正徳七年（一五一二）初版、嘉靖三三年（一五五四）再版。以後も重版され、中国では『難経』『脈訣』の注釈書として流布した。

■**劉文泰**（りゅうぶんたい）　［一五世紀～一六世紀前半］　［169］

明代の医官。詳伝不明。弘治年間（一四八八～一五〇五）に御医、太医院判の職にあった。明清間で唯一の勅撰本草書である*『本草品彙精要《ほんぞうひんいせいよう》』四二巻・序録及目録一巻の編集を統括した人物として名が残る。『本草品彙精要』は弘治一六年（一五〇三）、明代随一の名帝といわれ医薬にも関心の深かった孝宗が編纂を命じ、翌々年の弘治一八年（一五〇五）に完成進上された。その目的は従来の*『証類本草《しょうるいほんぞう》』の繁を避け、実用的で皇室の鑑賞用として使える豪華な一大美術的図鑑を作ることにあった。作業には専門の担当官や宮廷絵師ら四〇数名が参画し、一八一五種の本草薬品について朱墨で書き分けた解説と極彩色の絵が添えられた。皇室用の豪華手彩本であるから、当然出版して公開する意図はなかった。弘治原本に拠る副本はいくつか存在するが、弘治原本の緻密さには及ばない。のち弘治原本は清代に民間に流出して流転を重ね、現在では杏雨書屋に納まっている。この弘治原本は二〇一〇～一五年に原本通りの線装本で影印出版され、初めて世界に存在を知られた。参『本草品彙精要』（武田科学振興財団、二〇一〇～二〇一五年影印）。『現代東洋医学』13（3）

■呉綬（ごじゅ）〔一五世紀後半～一六世紀初〕　〔170〕

明代の医学者。銭塘（浙江省杭州）の人。歴代の医家で、号は仁斎。官は太医院院判に至った。引退後、傷寒の研究に励み、弘治一八年（一五〇五）に『傷寒蘊要全書』四巻を著した。『傷寒蘊要』二巻の著もある。さほど広くは流布しなかったが、日本にも早くに伝えられて写本が作られた。

■汪機（おうき）〔一四六三～一五三九〕　〔171〕

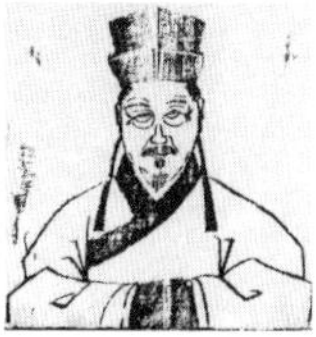
汪機

明代の名医。安徽祁門の人。字は省之、号は石山居士。父の汪渭も当地の名医として知られた。*朱丹渓《しゅたんけい》の学説を継承しつつ、独自の医論を展開し、多くの著述をなした。その著作集の『汪石山医書（汪氏医学叢書）』（一五一九～三三編）には『脈訣刊誤集解』『石山医案』『読素問鈔』『運気易覧』『外科理例』『痘治理弁』『針灸問対』『推求師意』が収録され、とくに『脈訣刊誤集解』（元・*戴起宗《たいきそう》著、汪機編）と『石山医案（石山居士医案）』（一五一九成）は日本でも翻刻され、日本の医学に影響を及ぼした。

㊂『和刻漢籍医書集成』6輯。『現代東洋医学』13（4）

■任彦国（にんげんこく） ［一五世紀～一六世紀頃］ 172

朝鮮李朝の医家。井邑の人。臨床手腕に長け、とりわけ腫病の治療や針の手法に精通し、独自の医術を開発して『治腫秘方』一巻を著した。同書は明宗一四年（一五五九）に錦山において刊行され、日本へも伝えられた。

■葉文齢（しょうぶんれい） ［一五世紀後半～一六世紀］ 173

明代の医官。浙江仁和（杭州）の人。字は徳徴、号は石峰子。幼くして儒を目指したが、のち医に転じた。礼部（尚書省の六部の一つ）の試験に及第し、官位を受け、聖済殿に奉職。太医院吏目となった。嘉靖一三年（一五三四）に皇帝の治療に功績あって御医となり、嘉靖一九年（一五四〇）には太医院院判に就いた。御医となった嘉靖一三年に『医学統旨』八巻を著述し、翌年刊行された。さらに隆慶六年（一五七二）に重刊された。日本では刊行されなかったが、『古今方彙』に「統旨」として引用され、現在用いられる柴胡《さいこ》疏《そ》肝散《かんさん》の出典となった。㊂『現代東洋医学』16（1）

■万全（まんぜん・ばんぜん）［一五世紀末〜一六世紀］［174］

明代の小児科・内科医。羅田（湖北省羅田県）の人。号は密斎。祖父は江西に住んだ小児科医。父も小児科医で、成化六年（一四八〇）に羅田に移住し、万氏小児科として知られた。万全は一四八〇〜九〇年代の生まれ、一五七〇〜八〇年代の没と推定される。はじめ儒を志して諸生となったが、転じて父の業を継ぎ、やがて医名を博した。その著書を集めた叢書を『万密斎医学全書』あるいは『万密斎医書十種』と称し、『保命歌括』三五巻、『傷寒摘錦』二巻、『養生四要』五巻、『万氏女科』三巻、『幼科発揮』二巻、『片玉心書』五巻、『育嬰秘訣』四巻、『痘疹心法』二三巻、『片玉痘疹』一三巻、『広嗣紀要』一六巻の一〇種から成る。『痘疹心法』『幼科発揮』『広嗣紀要』は和刻本がある。㊂『現代東洋医学』14（2）

■薛己（せつき）［一四八七〜一五五九］［175］

明代の官医・医家。江蘇呉県の人。字は新甫、号は立斎。父の名は鎧、字は良武といい、外科・小児科に長じた名医で、弘治年間（一四八八〜一五〇五）に北京の太医院に入り吏目（庶務官）となったが不遇で、御医に昇進できぬまま、失意のうちに北京で没した。薛己は幼少より外科を中心とした家学の医を学んだ。二二歳（一五〇八）のとき、正規の考試の補欠として太医院の医士となり、吏目を経て二八歳で御医に抜擢され、三三歳にして南京太医院の院判の地位に就いた。しかし四四歳（一五三〇）頃、奉政大夫南京太医院判を辞職。嘉靖一二年（一五三三）には四七歳で南京院判から北京本院の院使に昇進した。晩年は七三歳（一五五九）で没するまで故郷の呉県で臨床と著述に励んだ。薛己は嘉靖六年（一五二七）に徐用誠の『本草発揮』を校訂刊行して以来、自己の著述を含め、数多くの医学書を公刊した。それらは薛己の没後、『薛氏医案』と称する叢書にまとめられ、刊行された。これには二四種本と一六種本がある。早くに出たのは二四種本で、明万暦刊本をはじめ、多種の清刊本がある。日本では一六種本が承応三年（一六五四）に刊行された。薛己は疾病治療において元気を重視し、補脾・補腎の二法を主唱した。明清の先駆的温補学派として後世に強い影響を及ぼし、日本の後世派医学もその恩恵に浴したが、一方では温補主義反対派の非難の的となった。(参)『現代東洋医学』14

■江瓘（こうかん）　［一五〇三〜一五六五］　［176］

明代の医家。歙（安徽歙県）の人。字は民瑩、号は篁南・江山人。『名医類案』一二巻（一五四九成）の著書で知られる。「明処士江民瑩墓志銘」に伝がある。若くして進士を目指し、県の学生となったが、郷試には及第せず、病のため挙士を断念。医学に興味を抱き、また詩文をもって名を挙げた。弟の民璞は嘉靖二三年（一五四四）に進士となった。江瓘は医学には医案が重要であることを悟り、古今名賢の治療経験を収集し、自らの解説を加えて『名医類案』を脱稿した。本書は子の応宿の手によって増補改訂され、万暦一九年（一五九一）に刊行。清代には*魏之琇《ぎししゅう》の『続名医類案』も編纂され、広く流布した。日本でも一六二三年の古活字版を皮切りに覆刻され、影響を及ぼした。㊜『和刻漢籍医書集成』10輯。『現代東洋医学』14（3）

■李濂（りれん）　［一四八八〜一五六六］　［177］

明代の官僚・文人。祥符（河南省開封）の人。字は川父、号は嵩渚《すうしょ》。正徳九年（一五一四）二七歳で進士となり、山西僉事に累官。嘉靖五年（一五二六）官を免ぜられて帰郷。以後四〇余年を郷里で過ごし、文筆活動を行った。享年七九。諸分野の文献に通じ、医学に関する古資料を集めて『医史』一〇巻（一五四七成）を著した。李濂には他に『嵩渚集』『祥符文献志』『汴京《べんけい》遺跡志』『郷賢志』『李氏居室記』『観政集』などの著がある。㊜『現代東洋医学』14（1）

■陳嘉謨（ちんかぼ）　［一四八六〜一六世紀後半］　［178］

明代の医家。新安祁門（安徽省）の人。字は廷采、号は月朋子。嘉靖三八年（一五五九）に『本草蒙筌』一二巻の執筆を始め、五回稿を改め、七年かけ、嘉靖四四年（一五六五）に脱稿した。このとき八〇歳であったという。同書は*王綸《おうりん》の『本草集要』を主要文献とした七四二種の薬物を収録する本草書で、のちに*李時珍《りじちん》の絶賛するところとなった。㊜『現代東洋医学』14（4）

■王文潔（おうぶんけつ）　［一六世紀］　［179］

明代の医学者。撫東（江西省）の人。字は氷鑑、号は無為子。詳しい経歴は不明。万暦一〇年（一五八二）に本草書である『太乙仙製本草薬性大全』八巻を積善堂より刊行。万暦二七年（一五九九）には脈診学を主とする専門医書『鍥王氏秘伝図註八十一難経評林捷径統宗』六巻、『鍥王氏秘伝叔和図註釈義脈訣評林捷径統宗』八巻、『鍥太上天宝太素張神仙脈訣玄微綱領統宗』七巻を安正堂より刊行。後者の三書は江戸前期に日本でも翻刻され、ある程度の影響を及ぼした。㊀『現代東洋医学』15（3）

■韓悉（かんしゅう）　［一六世紀前半頃］　［180］

明代の医家。四川濾州の人。悉は懋とも書き、「ぼう」とも読む。字は天爵、号は飛霞子・飛霞道人。武将の家に生まれ、父・兄ともに武官として聞こえた。悉は幼少より科挙を目指したが諦めて医に転向。四川の名山・娥眉山などの諸山を歴訪し、道家の医師達に就いて秘術を会得した。正徳中（一五〇五～二一）に首都北京に上り、武宗に謁見、抱一守正真人の称号を賜り、白雲観（北京西便門外の観閣）に居住した。晩年には四川に帰郷した。医論集の『韓氏医通』二巻（一五二二自序）の著があり、日本でも覆刻された（一七三四）。他著の『楊梅瘡論治方』は伝わらない。㊀『現代東洋医学』13（4）

■**管橓**（かんしゅん） ［一六世紀］ ［181］

明代の官吏・医家。金陵（南京）の人。郷里の学生から考廉（官吏登用有資格者）になり、万暦年間（一五七三〜一六二〇）に活躍した。著書に痘瘡の論治を説いた『保赤全書』二巻があり、日本でも江戸前期に古活字版と整版で覆刻された。㊜『現代東洋医学』15（2）

■**龔信**（きょうしん） ［一六世紀］ ［182］

明代の医家。金谿（江西省臨川）の人。号は西園。代々医を職とし、太医院に仕えた。＊龔廷賢《きょうていけん》の父。『古今医鑑』八巻（一五七六成）は龔信の収集した資料に廷賢が手を加えて編纂したものという。㊜『和刻漢籍医書集成』11輯840（68）840677巻第8号（二〇二〇）

■**高武**（こうぶ） ［一六世紀頃］ ［183］

明代の武人・文人・医家。四明（浙江省鄞県西南）の人。字は梅孤。読書を好み、天文・律呂（音楽）・兵法・騎射などの学芸・武芸に熟達した。嘉靖中（一五二二〜六六）に武挙（武芸の官吏登用試験）に応じ、北上して戦線に就いたが、用いられざるところがあって帰郷し、晩年は医学に精励し、臨床活動を行った。当時の針灸医療に誤りが多いことを憂い、自ら男・女・小児の針灸用銅製人体模型を鋳造したとされる。著書に『射学指南』『律呂弁』『痘疹正宗』『針灸聚英発揮』『針灸節要』

『直指』があり、広く行われたという。『針灸聚英発揮（針灸聚英とも）』四巻と『針灸節要』三巻は嘉靖年間に刊行され、以後針灸の指針書として流布。日本へも一六世紀中期にはもたらされ、前書は寛永一七年（一六四〇）、後書は明暦元年（一六五五）に翻刻され、わが国の針灸界に影響を与えた。㊜『現代東洋医学』14（2）。『針灸の歴史』141頁

■皇甫中（こうほちゅう）　［一六世紀］　184

明代の医家。仁和（浙江省杭州）の人。皇甫が姓、名が中。字は雲洲。家は代々の儒医。父の名は菊泉。中は『明医指掌図』（単に『明医指掌』とも）一〇巻（前集五巻・後集五巻）の著者として知られる。同書は嘉靖三五年（一五五六）序刊の医論・医方集。万暦七年（一五七九）にも重刊。日本でも寛永前期（一六二四〜三三）に中野道伴が覆刻した。㊜『現代東洋医学』14（3）

■徐春甫（じょしゅんほ）　［一六世紀］　185

明代の医官。祁門（安徽省）の人。字は汝元（汝源とも）、号は思鶴、東皐《とうこう》。父の鶴山は襄陽府の典膳（王侯の食事管理官）であったが春甫の出生前に死去。春甫は始め科挙の学業を修めたが病気がちで、のち名医の汪宦に師事して医学に精通した。北京に居住して医の誉れ高く、太医院官に任ぜられた。*李東垣《りとうえん》の学説を重要視し、医を学ぶ者は湯液と針灸の両方に通じるべきと主張。また湯

液を用いるにあたっては古方に拘泥することなく、病症や情況によって薬味を変化させる必要があることを論じた。主著の『古今医統大全』一〇〇巻は嘉靖三六年（一五五六）に起筆し、同四三年（一五六四）頃に脱稿した明代を代表する一大医学全書の一つ。『古今医統』とも称され、万暦三〜六年（一五七五〜七八）に刊行された。この万暦版は速やかに日本に輸入され、明暦三年（一六五七）には翻刻されて流布した。ほかに『医学捷径』『婦科心鏡』などの著作がある。なお現代中国には生年を正徳一五年（一五二〇）、没年を万暦二四年（一五九六）とする文献があるが、根拠不明。(参)『現代東洋医学』14（3）

■張三錫（ちょうさんしゃく）　［一六世紀頃］〔186〕

明代の医家。もと盱江《くこう》（江西省南城県）の人で、代々の医家。三錫は名、字は叔承、号は嗣泉。のち応天府（南京）に居住した。三〇年かけて研鑽し、自己の医学叢書『医学六要』一九巻を脱稿。万暦三七年（一六〇九）に*王肯堂《おうこうどう》の校訂により刊行された。まもなく日本でも寛永年間前期（一六三〇頃）刊行され、受容された。(参)『現代東洋医学』16（2）

■馬蒔（ばじ）　［一六世紀］〔187〕

明代の医家・医官。会稽（浙江省）の人。字は仲化、号は玄台。日本では馬玄台《ばげんだい》の称で通ることが多い。庠生《ようせい》（府県学の生員）となったが、病弱のため進士に及第できず、医学に転じて精通した。

太医院正文の職に至る。『*黄帝《こうてい》内経』ほか医学古典を考究し、『*黄帝内経《こうていだいけい》素問《そもん》註証発微』九巻・補遺一巻、『*黄帝内経霊枢《こうていだいけいれいすう》註証発微』九巻を著述。前書は万暦一四年（一五八六）に、後書は万暦一六年（一五八八）に出版された。この二書は『黄帝内経』の注釈書として以後中国・日本で翻刻され、研究の対象となった。ほかに『脈訣正義』三巻（一五九〇頃）、『難経正義』九巻（一五七九頃）の著がある。㊂『漢方の臨床』43（11）。『現代東洋医学』15（2）・15（3）。『針灸の歴史』145頁

■孟継孔（もうけいこう）　［一六世紀］　［188］

明代の医官。呉門（江蘇省）の人。字は春沂《しゅんき》。家は南宋代からの名医家。継孔は小児科とりわけ痘疹の治療に通じ、南京太医院吏目となった。万暦二年（一五七四）太医院校刊の荘応祺『補要袖珍小児方論』の校訂に与った。三人の子も医名があり、とくに次子の景沂は大方脈（成人科医）で名を知られた。継孔には『幼幼集』四巻の著があり、万暦二一年（一五九三）に序刊。二年後には銭塘の胡文煥が重校・刊行した。日本では寛文六年（一六六六）の胡文換本による翻刻がある。㊂『現代東洋医学』15（4）

■李象（りしょう）　［一六世紀］　［189］

明代の医家。清江（江西省清江県）の人。字は漢儀、号は石泉子。李象と李漢儀を別人扱いする

向きもあるが同一人。嘉靖年間（一五二二〜六六）に諸生（府県学の学生）となり、進士を目指したが病気で挫折。東陽（浙江省）の名医・廉夫の治療で救われ、師事して医を本業とした。医学典籍に精通。諸国を巡り、北京では貴人の歓待を受け、療治に営利を求めなかった。帰郷して岩を穿って泉を得、庵を結んで石泉子と号した。世の医者が学問に暗く、人を誤るのを憂い、嘉靖二四年（一五四五）に『医略正誤』二巻を著した。師の盧穀庵は*朱丹渓《しゅたんけい》に私淑した学医であったから、李象も丹渓学派である。『医略正誤』は嘉靖初版のみで広く流布しなかった。日本の曲直瀬道三は『啓迪集』（一五七四）の著述後に本書を目にして感嘆し、「生命の根本理論を示したわが流派の手本とすべき書」「金銀財宝に代え難い至宝」と絶賛を惜しまなかった。天正一一年（一五八三）七七の老齢を押して手ずから書写し詳細な訓注を加えた道三自筆本が現存している。これに基づく和刻本が寛永五年（一六二八）（古活字）と同一九年（一六四二）（整版で三巻に改編）出版された。㊜『現代東洋医学』14（2）

■李梴（りてん）　［一六世紀］　［190］

明代の医学者。南豊（江西省南豊県）の北域の名家出身。字は健斎。兄の李橋は進士。梴もまた県学校の生員（庠生）で秀才であったが、病に罹り、医に転じて研鑽すること数十年。隆慶五年（一五七一）頃『*医学入門《いがくにゅうもん》』八巻の編述に着手し、万暦三年（一五七五）に完成した。『医学入門』が後世に及ぼした影響は大きい。刊行後、中国・朝鮮・日本において何度となく重刻され、朝鮮では最も凡用された中国医書となった。日本では江戸前～中期に解説書も作られ、広く流布して学ばれた。㊫『和刻漢籍医書集成』9輯。『現代東洋医学』15（1）

■**張時徹**（ちょうじてつ）［一五〇〇～一五七七］ ［191］

明代の官僚。鄞県《ぎんけん》（浙江省寧波）の人。字は維静・九一。号は東沙。嘉靖二年（一五二三）の進士。南京兵部尚書などを累官した。官を辞して帰郷し、七八歳で没した。嘉靖二九年（一五五〇）に『摂生衆妙方』一一巻・『急救良方』二巻を著し、隆慶三年（一五六九）に馬崇儒《ばすうじゅ》の跋を付して刊行された。

■**顧従徳**（こじゅうとく）［一五一八～一五八七］ ［192］

明代の上海の名族。父の顧定芳（一四八九～一五五五、字は世安、号は東川）と共に宋版『重広補註黄帝内《こうていだい》経素問《けいそもん》』の影刻に尽力した。定芳は太医院御医。従徳の字は汝脩。嘉靖二九年（一五五〇）に同書を刊行した。現存『素問』の最善本である。㊫『中国医学古典と日本』133頁。『黄帝《こうてい》医籍研究』124頁

■**李時珍**（りじちん）［一五一八～一五九三］ ［193］

明代の本草家・医家。蘄州《きしゅう》（湖北省蘄春県）の人。字は東璧、号は瀕湖。父も医師で、名は言聞、字を子郁、号を月池といった。時珍はその次男。生没年は標記が定説で、それは蘄州に現存す

る時珍の墓石（清代の建造である可能性も指摘される）に刻された「万暦癸巳中秋吉／明勅封／文林郎顕考李公瀕湖／孺人顕妣李門呉氏／墓」の記文に拠ったものである（「顕考」とは亡父の敬称。生年は顧景星『白茅堂集』の「享年七十六」の記載より逆算）。しかし「万暦癸巳」は建碑の年であって没年は万暦一八年（一五九〇）とする説もある。李時珍は幼少時虚弱で、一四歳のとき科挙受験資格は得たものの郷試に三度失敗し、進士を断念して医に転じた。その後、明朝の富順王（朱厚焜）の知遇を得、楚王（朱英㷿）府の奉祠掌良医所事として任官。さらに太医院判に推薦されたが一年で退き（実際には太医院判の位には就かなかったとも）、帰郷して代表作である『*本草綱目《ほんぞうこうもく》』五二巻の大著の編集に傾注したという。時珍は『本草綱目』の編纂について「百氏を蒐羅し、四方を訪采し、嘉靖三一年（一五五二）に始め、万暦六年（一五七八）に終る。稿およそ三たび改む」といい、二六年の歳月をかけてひとまずの完成をみたが、その後も没するまで改訂作業は続けられたらしい。『本草綱目』の初版（金陵本）は時珍の四人の男子（建中・建元・建方・建木）の校定により、金陵（南京）の胡承龍により刊行された。この初版には万暦一八年（一五九〇）王世貞序、万暦二四年（一五九六）李建元の進疏《しんそ》（進呈文）が付されており、一五九六年から間もないうちの出版とみられる。『本草綱目』には一八九七種の薬物が収載。従来の伝統本草が歴代の本草書を古い順から追記していく方式であったのに対し、本書では、釈名・集解・正誤・修治・気味・主治・発明・附方などの項目に再編集して便を図っている。初版が刊行されるや高い評価を得、以来現在に至るまで「本草」と言えば

『本草綱目』を指すほどで、本草書の代表として中国でも日本でも数多くの版を重ねた。近現代中国では科学史上、屈指の英雄として扱われる。日本へは江戸時代初頭に舶載され、江戸本草・博物学発展の端緒を作った。その意義は絶大であるが、一方では原典を思うがまま割裂・改竄したとの非難もある。時珍は脈学にも造詣が深く、他に『瀕湖脈学』『奇経八脈《きけいはちみゃく》考』『脈訣考証』の著が現存する。㊂『現代東洋医学』15（1）

■方有執（ほうゆうしつ）［一五二三～一五九九以降］［194］

明代の医家。新安歙邑《きゅうゆう》（安徽省歙県）の人。字は中行。号は九山山人・九龍山人。もと医家ではなかったが、妻子を何人も病気で失ったことから医を志し、一五六〇年代の三十代後半から『*傷《しょう》寒論《かんろん》』研究に傾注した。その著『傷寒論条弁』八巻は万暦一〇年（一五八二）に筆を起こし、八年をかけて同一七年（一五八九）に脱稿。同二一年（一五九三）に版が成り、その後『痙書』を執筆し、これを加えて同二七年（一五九九）に重印した。この時点で生存していたことは確実である。『傷寒論条弁』は名古屋玄医を嚆矢とする古方派の台頭を促し、享保八年（一七二三）には和刻本が出版された。㊂『和刻漢籍医書集成』15輯。『現代東洋医学』15（3）

［195］

■楊継洲（ようけいしゅう）

［一六世紀～一六世紀末?］

明代の医家・医官。三衢《さんく》（浙江省衢州）の人。名は済時、継洲は字。家は代々の医。祖父は太医院に仕えた太医で、『集験医方』を編纂し、官命にて刊行されたという。楊継洲は初め儒官を目指したが、のち医に転じ、嘉靖年間（一五二二～六六）侍医となり、隆慶二年（一五六八）聖済殿太医院に職を奉じ、万暦年間（一五七三～一六二〇）まで医官の職にあった。家蔵の医書は豊富で、学問にも臨床にも精通した。生没年は不詳。現代中国の諸文献の多くは生没を一五二二～一六二〇年としてある（約とするものもある）が、これは嘉靖～万暦年間に活躍したという記載から、嘉靖初年を生年に、万暦末年を没年に比定したにすぎない。これより算出して享年九八歳とするものすらある。中国の文献にはこのような信頼性を欠くものが多いから、引用にあたっては注意が必要である。一六二〇年までは生存していないであろう。楊継洲は『針灸大成』一〇巻の著者として著名であるが、厳密にいうと実はそうではない。楊継洲はとりわけ針灸に造詣が深く、家伝の資料を集めて『衛生針灸玄機秘要』という書を編纂。万暦八年（一五八〇）頃、王国光の序を付して揚州あたりで刊行されたらしい。同書は現存していないが、これが楊継洲の原書である。その後、万暦二九年（一六〇一）に至り、巡按山西監察御史であった趙文炳がこの書に着目し、晋陽（山西省）の靳賢をして増修・編刊せしめた。これが『針灸大成』の初刊本であって、正確には楊継洲の所著は『衛生針灸玄機秘要』で、『針灸大成』は靳賢の編著ということになる。この万暦二九年山西巡按趙文炳刊本には、王国光の旧「衛生針灸玄機秘要序」と趙文炳の新「針灸大成序」が付いている。『針灸大成』は明までの中国針灸学の集大成ともいうべき書で、中国清代には爆発的といってよいほど多種の版本が刊行され流布した。民国時代になっても石印・鉛活字本が多く出た。中国の版種は五〇は越えるかと思われる。一方、日本ではどういうわけか、一度たりとも翻刻された形跡がない。日本では*高武《こうぶ》の『針灸聚英』の影響が圧倒的に大きかった。㊫『現代東洋医学』15（4）。『針灸の歴史』143頁

■**趙献可**（ちょうけんか）　［一六世紀頃～一七世紀初頃］　〔196〕

明代の医家。鄞県《ぎんけん》（浙江省寧波）の人。字は養葵、号は医巫閭子《いふりょし》。好学博覧で、陝西・山西などの地を遊学。学統は*張元素《ちょうげんそ》・*李東垣《りとうえん》らの易水学派に属し、*薛己《せつき》の医説を信奉した。命門と腎を火と水の関係として説いた腎間命門説を唱え、命門の火が人体の基本であることを主張。その著書『医貫』六巻は万暦四五年（一六一七）に版になった。㊫『現代東洋医学』17（2）

■**余応奎**（よおうけい）　［一六世紀～一七世紀初］　〔197〕

明代の医家。上饒（江西省）の人。伝記は不詳。*虞摶《ぐたん》の『*医学正伝《いがくせいでん》』（一五一五年成）八巻を分割して一六巻とし、国郭上に補注を付し、万暦一一年（一五八三）に序文を書き、万暦三四年（一六〇六）に『（太医院補遺真伝）医学源流肯𦞂《けい》大成』（𦞂は綮の異体字）と題して出版した。中国版はこの万暦三四年

版のみ。日本では寛永九年（一六三二）に覆刻された。㊂『現代東洋医学』17（2）

■羅周彦（らしゅうげん）

［一六世紀～一七世紀初？］ ［198］

明代の医家。歙県《きゅうけん》（安徽省）の人。字は徳甫、慕斎と称し、赤誠と号した。幼少時病弱であったことから医を志し、中国各地に遊学して名医と交わり研鑽すること一〇余年。歴代名医の著述を博覧、参酌して『医宗粋言』一四巻を著した。同書は万暦四〇年（一六一二）に羅応鶴と賀万祚の序を付して刊行。日本では天和三年（一六八三）に伊東春琳（京都の儒医。一六四一～九二）の跋を付して付訓・校刊された。㊂『現代東洋医学』16（2）

■王肯堂（おうこうどう）

［一五四九～一六一三］ ［199］

明代の官僚・医学者。金壇（江蘇金壇県）の人。字は宇泰、号は損庵・鬱岡堂・念西居士。生没年には諸説があるが、いま『（金壇）王氏家譜』（清乾隆年間成）に拠る。祖父の王皋、父の王樵（一五三一～九九）も高級官僚で、王樵は張居正に抜擢されて尚宝卿となった。『明史』王樵伝には王肯堂の伝も記されている。肯堂は嘉靖四五年（一五六六）に母親の病気を契機に医学を志し、群書を研究して臨床に通じ、次第に医名を挙げるようになったが、父の厳命に従い挙士の道を進み、万暦一七年（一五八九）に進士となった。同二〇年（一五九二）には倭寇への対処に関する進言が取り上げられず、病気と称して一時官界を引退したが、同三四年（一六〇六）に吏部侍郎の楊時喬の推挙により南京行人司副となり、同四〇年（一六一二）には福建布政使司右参政となった。能書家としても知られる。主著に医学全書の『証治準縄』（『六科証治準縄』とも。一六〇二〜〇八刊）四四巻があり、『雑病証治準縄』八巻、『雑病証治類方』八巻、『傷寒証治準縄』六巻、『瘍医証治準縄』六巻、『幼科証治準縄』九巻、『女科証治準縄』五巻から成る。大冊にもかかわらず日本でも寛文一〇〜一三年（一六七〇〜七三）に覆刻されて影響を及ぼした。さらに肯堂の編とされる『医統正脈全書』（『古今医統正脈全書』とも。一六〇一序刊）は呉勉学の校訂にかかる医学典籍の一大叢書で、『*黄帝《こうてい》内経』を始め全四四書を包括し、後世の医界を潤した。ほかに『医鏡』四巻（張暎垣編・蔣儀校訂、一六四一序刊）がある。参『現代東洋医学』15（4）・16（1）。『漢方療法』1（8）

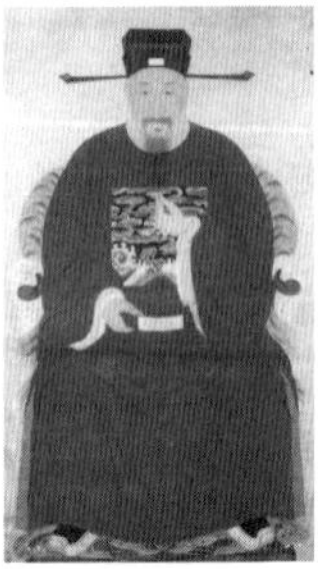
王肯堂

■呉崑（ごこん）［一五五二頃〜一六一八以降］ 〔200〕

明代の医家。歙邑《きゅうゆう》（安徽省歙県）の人。字は山甫、号は鶴皋《かくこう》・参黄子。一五歳にして医を志し、『*黄帝《こうてい》内経』『難経』『*甲乙経《こうおつきょう》』や*張仲景《ちょうちゅうけい》・*王叔和《おうしゅくわ》・*劉完素《りゅうかんそ》・*李東垣《りとうえん》ら諸家の医書に通暁。各地を遍歴して臨床手腕を振るい、名声を博した。万暦一二年（一五八四）に『医方考』（『名医方考』とも）六巻を編述し、翌々年（一五八六）刊行。それ以前に『脈語』二巻を著し、さらに万暦二二年（一五九四）には『黄帝内経呉註』二四巻を、万暦四六年（一六一八）には『針方六集』六巻を著した。『医方考』（多くは『脈語』も合刻）は慶長九年（一六〇四）を皮切りに日本で何度も重刻され、広く読まれた。『素問呉註』は元禄六年（一六九三）に和刻となった。㊫『和刻漢籍医書集成』10輯。『現代東洋医学』15（2）

■趙開美（ちょうかいび） ［一五六三～一六二四］ ［201］

明代の官僚・文人。江蘇常熟の海虞県の人。父の趙用賢は隆慶の進士で、吏部侍郎に進み、いくつかの著述をなし、善本典籍の覆刻も行った。開美（初名は琦美）の字は元度、号は清常（道人）。官は南京都察院照磨から刑部貴州司郎中。書室を脈望館と称し、蔵書に富み、父と同じく善本の校訂出版を行った。その一つに万暦二七年（一五九九）に出版した『仲景全書』がある。これには『*傷《しょう》寒論《かんろん》』（覆宋）一〇巻・『注解傷寒論』（*成無己《せいむき》注解）一〇巻・『傷寒類証』（宋雲公）三巻・『*金匱要略《きんきようりゃく》方論』三巻が含まれ、特にこの『傷寒論』は「趙開美本傷寒論」と称され、現伝『傷寒論』の最善本として貴重である。㊫『現代東洋医学』15（3）。『善本翻刻傷寒論・金匱要略』（二〇〇九）

■聶久吾（しょうきゅうご） ［一五七二頃～一七世紀前半］ ［202］

明代の官吏・医家。清江（江西省）の人。名は尚恒、久吾は字。郷試に及第し、福建汀州府寧化県の知事に至った。四十代の半ばにはすでに官職を辞し、万暦四四年（一六一六）、自己の治療経験例をまとめた『奇効医述』一巻を著述。また同じ頃、小児の痘疹医方書である『痘疹活幼心法』九巻を脱稿。二書とも日本で翻刻され（それぞれ一六六一・一六六六）、活用された。(参)『現代東洋医学』17（2）

■**孫一奎**（そんいっけい）　［一六世紀～一七世紀前半］　［203］

明代の医家。休寧（安徽省休寧県）の人。字は文垣、号は東宿・生々子。嘉靖～万暦年間（一五二二～一六二〇）に活躍。父の病気をきっかけに医学を志し、＊汪機《おうき》の弟子・黄古潭に師事。医学古典、さらに歴代名医の著書を読破。江蘇・浙江の地を歴訪して良医に学び、臨床経験を積んだ。医学理論上では三焦・命門の火について独自の見解を打ち出し、臨床上では噎膈《いっかく》・反胃《ほんい》の弁別、癲・狂・癇の弁別治療に卓越した。万暦一二年（一五八四）に『赤水玄珠』三〇巻、『医旨緒余』二巻、『孫氏医案』五巻を完成。明清や日本江戸時代の医学界に受容された。(参)『現代東洋医学』15（2）

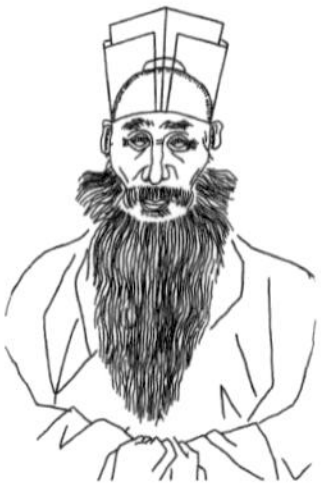

孫一奎

■**陳実功**（ちんじっこう）　［一六世紀後半～一七世紀前半］　［204］

明代の医家。崇川（上海市北部付近）の人。字は毓仁《いくじん》、号は若虚。生没については諸説があるが、一五五〇～六〇年代の生まれ、享年は八〇歳前後と推定される。長年外科領域の研究に従事。その知識と経験のもとに万暦四五年（一六一七）『外科正宗』四巻を著し、刊行した。同書は中国・日本で翻刻を重ね、当分野における典範として重用された。(参)『現代東洋医学』17（2）

■**李中立**（りちゅうりつ）　［一六世紀後半～一七世紀前半］　［205］

明代の医家・本草家。雍邱（河南省）の人。字は正宇。羅文英に儒学を学んだ。『本草原始』の著者として知られる。*李中梓《りちゅうし》の兄の李中立は、同時代同姓同名の人であり、従来同一人物とされてきたが、近年別人であることが判明した。『本草原始』一二巻は万暦四〇年（一六一二）羅文英の序を付して刊行された。本書には李中立が自ら描いた薬物図が三七九図掲載され、実地の所見に基いた独創的で簡明な解説が付されている。このため実用書として中国では清～民国時代を通じて多数の翻刻本が出版された。日本でも明暦三年（一六五七）と元禄一一年（一六九八）の翻刻本がある。(参)『現代東洋医学』16（2）

■**申拱宸**（しんきょうしん）　［一六世紀後半～一七世紀前半］　［206］

明代の医家。江蘇長洲県の人。字は子極、号は闘垣。はじめ儒を業としたが、医に転じて名声を博し、外科に精通した。著書に『傷寒観舌心法』（『傷寒舌弁』とも）一二巻、『外科啓玄』一二巻がある。

■繆希雍（ぼくきよう） ［一五四六～一六二七］ ［207］

明代の医家。生没は一五六〇～一六三〇、一五七三～一六二〇説もあり、不詳。江蘇常熟の人。のち金壇にも移住。字は仲淳（仲醇とも）、号は慕台・先醒斎。幼少時病弱で、一七歳のときに瘧《ぎゃく》病《びょう》に苦しんだことから医を志し、無錫の司馬銘鞠に師事。また常熟の蔵書家・趙玄度の所有する広範な医書を読破して医学古典の知識に博通した。その後も各地を遊学し、医を探求し、金壇では*王肯堂《おうこうどう》の知遇を得た。医の名声高く、当時、*張景岳《ちょうけいがく》と並び称された。『明史』方技伝に名が挙げられる。臨床医学と共に本草学にも造詣が深く、『先醒斎筆記』一巻（のち四巻。一六一三序刊）、『*神農本《しんのうほん》草経《ぞうきょう》疏』三〇巻（一六二五刊）、『本草単方』一九巻（一六三三序刊）の著がある。日本では『神農本草経疏』が早くも古活字版（刊年不詳）で刊行され、『先醒斎筆記』は正徳四年（一七一四）に翻刻された。

㊫『現代東洋医学』16（2）。『漢方療法』1（4）

■武之望（ぶしぼう） ［一五六〇年代～一六二九］ ［208］

明代の官吏・医学者。臨潼（陝西省）の人。字は叔卿、号は陽紆。官吏の家に生まれ、万暦一七年（一五八九）の進士。霍邱《かくきゅう》（安徽省）、江都（江蘇省）の知県となったが、万暦二八年（一六〇〇）に事あって罷免され帰郷した。万暦三六年（一六〇八）に『臨潼県志』を編刊し、再び官に起用され、万暦四六年（一六一八）に太僕寺少卿、翌年には太常寺少卿となったが、休暇を願い出て、医学書『済陰綱目』の編纂に没頭した。万暦四八年（一六二〇）には軍事担当官となって各地を転じ、山東按察司副使や吏部文選司主事などの職に就いた。同年『済陰綱目』五巻（後に改訂して一四巻）を出版。天啓三年（一六二三）には太常寺少卿から大理寺右少卿に進み、翌年太常寺卿に昇進した。天啓五年（一六二五）には登州（山東省蓬萊県）にて『痧科類編』を脱稿。翌年には病を理由に休暇を取り、同年末に『済陽綱目』一〇八巻の著を完成した。崇禎元年（一六二八）には官に復して右都御史兼兵部右侍郎となり、陝西三辺の軍務を総督し、寧夏の各地に駐屯した。翌年病没、享年六〇余。ほかに『慈幼綱目（痧科）』『医幟』などの医学著作がある。㊜『漢方療法』1（1）・1（4）

■龔廷賢（きょうていけん）［およそ一五三九～一六三二］［209］

明代の名医。金谿（江西臨川）の人。字は子才、号は雲林。*龔信《きょうしん》の子。幼少より科挙を目指したが及第せず、家業を継いで医に転じた。許昌（河南省）・扶溝（河南省）・首都（北京）・金陵（江蘇省）・大梁（河南省）などを遊歴。各地で名士の病を治療し、名声を挙げた。官は太医院の吏目を歴任。著書に『古今医鑑』八巻（一五七六序）・『種杏仙方』四巻（一五八一序）・*『万病回春《まんびょうかいしゅん》』八巻（一五八七序）・『雲林神彀』四巻（一五九一序）・『魯府禁方』四巻（一五九四序）・『寿世保元』一〇巻（一六一五序）・『済世全書』八巻（一六一六序）・『普渡慈航』八巻（一六二八序）があり、『魯府禁方』『済世全書』『普渡慈航』の三書は中国で失われ日本刊本でのみ現存する佚存書。『万病回春』は江戸初期に日本に伝来して以来、江戸時代を通じておよそ三〇回も翻刻を重ね、龔廷賢の医学は当の中国よりもむしろ日本に絶大な影響を及ぼした。一女二男がおり、女は*周曰校《しゅうえつこう》に嫁ぎ、長男の定国、次男の安国はともに医業を継いだ。参『和刻漢籍医書集成』11輯・12輯。『現代東洋医学』16（3）・16（4）・17（1）

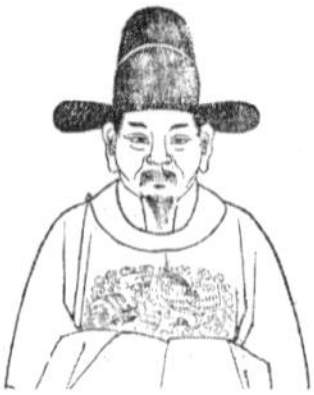

龔廷賢

■周曰校（しゅうえつこう）　［一六世紀後半～一七世紀初め頃］　［210］

明代の書肆（出版業）。江西撫州府金谿県の人。曰校は名、字は応賢、号は対峯。妻は*龔廷賢《きょうていけん》の長女。この周氏の一族は堂号を万巻楼、あるいは仁寿堂、また大業堂などと称し、多くの図書を出版した。周曰校はとりわけ医学書の出版に精力的で、龔廷賢の『*万病回春《まんびょうかいしゅん》』を始めとする数々の書、また『*東垣十書《とうえんじっしょ》』や『*黄帝《こうてい》内経』の刊行を行った。ただ和刻本『素問』については書誌に不明な点がある。刊行物の巻首には「周曰校刊」とあるところから、「周曰の校刊」と読み、曰を名とし、「素問の周曰本」などと称することがあったが、間違いであるので注意を要する。参「金陵書坊周曰校万巻楼仁寿堂と周氏大業堂の関係について」『斯道文庫論集』48輯

■張景岳（ちょうけいがく）　〔一五六三～一六四〇〕　〔211〕

明代の医家・官僚。名は介賓、字は会卿、号は景岳・通一子。日本では張介賓《ちょうかいひん》の称で通用することが多い。祖先はもと四川綿竹の人であったが、明初に軍功があって代々浙江紹興の守備官となり、のち浙江の会稽へ移り住んだ。景岳は一四歳のとき首都（北京）に上り、金夢石（金英）に医を学び、その伝授を受けたという。景岳はこれより四〇年間、中国北部にあって軍務に服するかたわら、医療にも心を配った。万暦四八年（一六四〇）神宗が没するにともない、南の会稽へ帰郷。この年、景岳は五八歳で、その後二〇年を経て没した。以上の伝記は黄宗羲の書いた「張景岳伝」により、標記の生没年（享年七八）はこれより算出したもの。学術思想においては、*朱丹渓《しゅたんけい》・*李東垣《りとうえん》・*薛己《せっき》らの学説を奉じたが、さらに「陽は有余にあらず」「真陰の不足」「人体虚すこと多く、実すること少なし」など独自の見解を打ち出し、真陰元陽の補益を主眼とし、寒涼と攻撃の方薬の使用は慎重にすべきと主張した。臨床においては温補剤を常用し、熟地黄を多用したので、世に張熟地と称された。著書に『素問』『霊枢』を改編・注解した*『類経《るいけい》』本編三二巻・図翼一一巻・附翼四巻（一六二四成）と、自己の著述一六種を集めた『景岳全書』六四巻（一六三六頃成）があり、後世の医家に用いられた。日本では『類経』が*『黄帝《こうてい》内経』の普及と研究に大きな役割を果たした。㊜『漢方療法』1（1）・1（8）。『針灸の歴史』149頁

陳長卿（ちんちょうけい）
［一六世紀～一七世紀？］ ［212］

明末頃の医家と思われるが経歴不詳。字は養晦。*張仲景《ちょうちゅうけい》方の研究書を著し、石楷の校訂によって『（陳養晦先生）傷寒五法』四巻が清の康熙年間（一六六二～一七二二）に刊行されたが、中国ではほとんど知られなかった。日本では宝暦一二年（一七六二）に『新刻陳養晦先生傷寒五法』四巻五冊が翻刻されたが、さほどは流布しなかった。

喩傑（ゆけつ）
［一六世紀～一七世紀？］ ［213］

明代の獣医家。安徽六安の人。字は本亭、号は月川・月波。嘉靖～万暦間（一五二二～一六二〇）頃に生存か。兄の喩仁《ゆじん》（安徽六安の人。字は本元、号は曲川）と共に『元亨療馬集』（単に『療馬集』とも）の著者として知られ、馬医書として広く用いられた。

施沛（せはい・しはい）
［一六世紀後半～一七世紀中頃］ ［214］

明末の官吏・医家。華亭（上海市松江県）の人。字は沛然、号は笠沢居士・元元子。天啓年間（一六二一～二八）の初には河南廉州の通判の職にあった。医術に通じ、*李中梓《りちゅうし》などの名医と交遊を重ねた。崇禎一三年（一六四〇）に古医方に関する医書『祖剤』四巻を序刊。同じく崇禎年間（一六二八～四五）には医学叢書『霊蘭集』（初集・第二集、二〇冊）を刊行した。㊜『漢方療法』1（8）

■馬栄宇（ばえいう）

［?～一六五四］ 〔215〕

江戸時代に日本に渡来した中国帰化人。福建の人。元和寛永年間（一六一五～一六四四）に長崎に渡来。後漢の馬援の子孫とも、明の名医・*馬蒔《ばじ》の孫とも伝えるが不詳。長崎の遊女との間に儲けた子が北山友松子（道長・寿安。?～一七〇一）である。友松子は幼くして中国語が堪能で、栄宇の後に明から亡命してきた帰化僧の化林と独立性易《どくりゅうしょうえき》に医を学び、日本漢方史に足跡を残す名医となった。㊜『新版 漢方の歴史』176頁

■李中梓（りちゅうし）

［一五八八～一六五五］ 〔216〕

明末～清初の医家・文人。華亭（上海市松江県）の人。字は士材、号は念莪・尽凡。曾祖父の李府は地方武官。父の李尚袞《こん》（補之）は万暦一七年（一五八九）の進士で兵事主事。兄の李中立《りちゅうりつ》（士強）は万暦二三年（一五九五）の進士で大理寺評事などを歴任。中立の子の李延是（辰山）は叔父である李中梓に就いて医を学び『脈訣彙弁』『薬品化義』を著した。李中梓は初め家業の武官を目指したが、考試に及第せず、病弱であったため転じて医学を講究し、精通して名医として知られた。文人としても名を挙げ、*王肯堂《おうこうどう》・施笠沢・泰昌遇・*喩昌《ゆしょう》などの名士・名医と交遊を重ねた。自尊心が高く、裕福な者しか診療を受けることができなかったと伝える。著書に『医宗必読』一〇巻（一六三七成）、『頤生微論』四巻（一六四二成）、『*雷公《らいこう》炮製薬性解』六巻（一六二三刊）、『内経知要』二巻（一六四二成）、

『傷寒括要』二巻（一六四九成）、『士材三書』（『診家正眼』二巻・『本草通玄』二巻・『病機沙篆』二巻）ほかがあり、『医宗必読』『頤生微論』『内経知要』『士材三書』は一七世紀中に日本で翻刻され、医界に知られた。㊂『漢方療法』1（12）

■何欽吉（かきんきつ） ［?～一六五八］ 217

明から日本に渡来した中国人医師。広東の人。江戸初期に戦乱を避けて九州に渡り、都城（宮崎県）に住み、医療、医学研究を行った。とくに日本固有の竹節人参《にんじん》の発見、研究者として知られる。墓が都城市に現存する。

■王寧宇（おうねいう） ［一五八八～一六六〇］ 218

江戸前期に日本で活躍した明人。福建太原（または魯の太原）の生まれ。名は玨、寧宇は字、通称は瑩翁、号は五雲子・紫竹道人。武人の家に生まれ、若くして長崎に渡来。叔父の陽雲子や明人一庵に医を学んだ。慶安年間（一六四八～五二）に江戸で開業し、名声を博した。孫の雲統や、官医の森雲仙、森友益らがその学統を継承した。後人筆記による針灸書や腹診書が伝わる。㊂『診病奇侅』。『矢数道明先生退任記念東洋医学論集』199頁

■喩昌（ゆしょう）　［一五八五～一六六四］　［219］

明末清初の医家。江西南昌府新県（江西省南昌市新建県）の人。字は嘉言、号は西昌老人。崇禎三年（一六三〇）に副貢となり、北京の国子監に入ったが、三年にして帰郷。出家して禅僧となり、仏典と共に『黄帝《こうてい》内経』『*傷寒論《しょうかんろん》』や本草学を学び、やがて還俗して医を専業とした。各地を遊歴して医療を行うこと数年にして名声を世に博した。傍ら著述にも意を注ぎ、崇禎一六年（一六四三）頃、自己の治験例をまとめて『寓意草』六巻を出版。順治八年（一六五一）には『傷寒論』の研究書である『傷寒尚論篇』五巻を、さらに順治一五年（一六五八）には雑病の治療を論じた『医門法律』六巻を刊行した。門人の教育にも努めた。南昌城の南の百福寺に墓跡があるという。この喩昌の著三書は、江戸中期いずれも日本で翻刻され、医界に受容された。『傷寒尚論篇』は元禄九年（一六九六）に和刻となったが、同時に著された名古屋玄医の『*金匱要略《きんきようりゃく》註解』はこの書の影響を強く受けており、日本の古方派勃興の端緒を開いた。㊂『和刻漢籍医書集成』16輯

■張遂辰（ちょうすいしん）　［一五八九～一六六八］　［220］

明代の医家・文人。江西の人。字は卿子、号は相期・西農。父に従って銭塘（杭州）に移住。科挙を目指すかたわら医学も独習。万暦年間（一五七三～一六一五）に南京の国子監の学生となり、董其昌らの知遇を得、詩才を知られた。文集に『張卿子先生遺集』（一六七〇刊）がある。北京が清朝の支配下

となった順治元年（一六四四）からは文官の仕を潔しとせず、市井の医に転じ、臨床を行った。高名な門人に「銭塘の二張」と賞賛される*張志聡《ちょうしそう》・*張錫駒《ちょうしゃくく》がいる。医学の著作に『集注傷寒論』七巻（一〇巻本も）があり、和刻本『仲景全書』に収録され、日本で『傷寒論』のテキストとして普及した。参『和刻漢籍医書集成』12輯。『漢方療法』2（1）

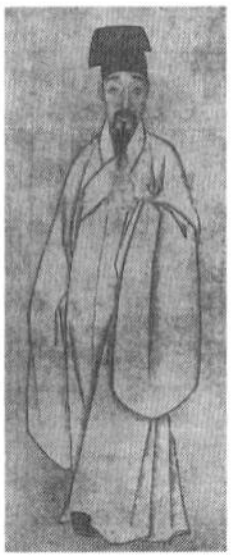
張遂辰

■独立性易（どくりゅうしょうえき）

［一五九六～一六七三］ ［221］

江戸時代に日本に渡来した中国帰化人。僧侶、医家。杭州（浙江省）の人。通称は戴曼公。*龔《きょう》廷賢《ていけん》に就いて医を修得したという。承応二年（一六五三）に長崎に来航。翌年来朝した黄檗宗の隠元に入門し、禅僧となった。医術のほかに書画・詩文・篆刻にも長じ、世に聞こえた。痘科に秀で、岩国で池田正直に痘疹の治術を伝授。その術は池田家に伝承され、正直の四代の瑞仙は痘科をもって幕府医官となり、独立性易の術は流伝した。戴曼公の名を冠する治痘書の写本は多く伝存する。瑞仙の後継者の京水の門からは渋江抽斎・山田業広《やまだなりひろ》らが輩出した。参『新版 漢方の歴史』177頁

■王良璨（おうりょうさん）

［一七世紀前半頃］ ［222］

明代の医家。秣陵（江蘇江寧県）の人。字は玉卿、号は求如。天啓年間（一六二一～二七）に古名方に加

減方を加えて『小青嚢』一〇巻を著した。本書は中国では失われたが、日本で重刊され（一六七五）、日本漢方に影響を及ぼした。㊫『漢方療法』1（1）

■戈維城（かいじょう）　［一七世紀］　223

明代の医家。呉中（江蘇省蘇州市）の人。字は存橘。＊陶華《とうか》の『傷寒六書』を拠りどころにし、傷寒夾証を中心に論を展開して『傷寒補天石』（一六四四）を著した。

■陳司成（ちんしせい）　［一七世紀前半前後］　224

明末の医家。海寧（浙江省）の人。字は九韶《きゅうしょう》。家は八代続いた医家で、初め儒を志したが、のち転じて家業を継ぎ、医学古典や臨床各科に通じた。あるとき黴瘡（梅毒）患者に接したのがきっかけで、その治療法の開発に意を注ぎ、崇禎五年（一六三二）に『黴瘡秘録』一巻を脱稿し、同年出版した。当時、梅毒は欧州から持ち込まれた新しい伝染病で、中国伝統医学はこれに対処する経験を持ち合わせていなかった。同書は対症療法とはいえ、従来にない梅毒治療の先駆書として歴史的意義がある。日本に輸入された同書は江戸中期の梅毒流行下にあって中国を上回る評価を得、複数回翻刻されて流布した。㊫『漢方療法』1（4）

■**傅仁宇**（ふじんう）　［一七世紀］　［225］

明末の医科。字は允科。江蘇寧府の人。眼科に精通し、『傅氏眼科審視瑶函』（『審視瑶函』『眼科大全』とも）六巻を著し、子の傅国棟の校訂によって崇禎一七年（一六四四）に刊行された。

■**蕭京**（しょうけい）　［一七世紀］　［226］

明末の医家。閩中晋江（福建省南安県）の人。字は万輿、号は通隠子。幼少時虚弱で夢遺（夢精）の疾があり、衆医の治療で効果がなく、ついに黄州（湖北省黄岡県）の名医・胡慎庵（*李時珍《りじちん》の甥孫）の治療で完治。よって胡慎庵に師事し、研鑽すること二〇年。蜀の地を経て帰郷して医を行い、数々の治効を挙げた。崇禎一七年（一六四四）に医論集である『軒岐救正論』六巻を完成、出版した。日本にも輸入され、直ちに翻刻（一六五二）された。『古今方彙』に「救正」とあるのは本書のことである。㊂『漢方療法』2（1）

■**孫文胤**（そんぶんいん）　［一七世紀前半頃］　［227］

明末の医家。新安休寧（安徽省）の人。字は薇甫・対薇。号は在公・仁寿堂。幼少にして儒を学び、名を知られたが、病を得て医を究め、医術に通じた。あるとき武林で道士に遇って還丹接命解形度世の術（道家の秘術）を授かり、さらに晩年には仏教に傾倒した。『丹台玉案』六巻（一六三八刊）

の医学著作があり、七年後には日本でも翻刻された。㊫『漢方療法』1（4）

■傅青主（ふせいしゅ）［一六〇七～一六八四］ 228

明末清初の文人・学者。陽曲（山西省太原）の人。字は青竹、後に青主。名の傅山で通用することも多い。経史を始めとする典籍学や書画ほかの諸芸に通じ、博覧強記。世に名声を博したが、仕官はしなかった。医学にも明るく、医学の著作に『傅青主女科』『傅青主男科』『傅氏幼科』などがある。

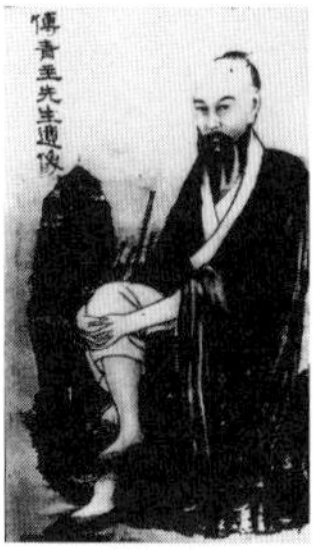

傅青主

■呉又可（ごゆうか）［一七世紀］ 229

明末清初の医家。延陵（江蘇蘇州）の人。名は有性、又可は字、号は澹澹斎（淡淡斎とも）。姑蘇山（太湖の洞庭山）を居とした。崇禎一四年（一六四一）に山東・浙江・江蘇・河北で大疫が流行。従来の傷寒の治療法が無効であったことからその治法を研究し、翌年（一六四二）『*温疫論《うんえきろん》』二巻を著した。同書は温疫学の中核をなす書となり、広く流布した。日本でも江戸時代に翻刻され、いくつもの注解書が作られ読まれた。㊫『和刻漢籍医書集成』16輯。『漢方療法』1（8）

■朱巽（しゅせん）　［一七世紀頃］ ［230］

明末清初の医家。宛陵（安徽省宣城県）の人。字は噓万。従来の医方書より痘科の処方を選び、自己の経験を加味し、痘疹（痘瘡・天然痘）の専門書を著述。清の靖江（驤江とも。江蘇省泰興県）の朱鳳台（慎人）の校訂によって康熙年間（一六六二〜一七二二）に『痘科鍵』二巻・付麻疹一巻として刊行された。日本でも翻刻され（一七三〇）、わが国の痘科研究の資となった。㊫『漢方療法』2（1）

■張璐（ちょうろ）　［一六一七〜一六九九前後］ ［231］

明末〜清初の医家。長洲（江蘇蘇州）の人。没年は一六九八〜一七〇〇の間、享年は八〇余と推定される。字は路玉、号は石頑。初め儒を志したが、明末の戦乱に遭い、太湖洞庭山に隠居すること一〇余年。医術を修め、のち約六〇年間、医を業とした。傷寒の研究に傾注し、＊方有執《ほうゆうしつ》の『＊傷《しょう》寒論《かんろん》条弁』、＊喩昌《ゆしょう》の『傷寒尚論篇』などの著作を敷衍し、『傷寒纉論』二巻、『傷寒緒論』二巻を編述（一六六七）。また温熱病に関して『診宗三昧』一巻を著し（一六八九）、脈理を解説。さらに従来の医書を渉猟し、自らの治療経験を加えた医学全書『張氏医通』一六巻を編纂した（一六九五）。その学説思想は＊薛己《せつき》や＊張景岳《ちょうけいがく》に近く、血証（伝統医学でいう血の病変症状）の治療に関しては洞察に優れ、「脾陽を温健し、肺胃の陰を滋養する」重要性を強調した。本草学に関しては『本草逢原』四巻の著作があり、唐の＊孫思邈《そんしばく》の『千金方《せんきんほう》』を研究して『千金方衍義』三〇巻を著述した。日本では『張氏医通』を要略した『張氏医通纂要』（加藤謙斎・一七六五刊）が刊行されて流布した。

杏の林

杏《あんず》はバラ科のアンズで、桃《もも》も梅《うめ》も李《すもも》もみな同じ科に属し、日本へは古代に中国から渡来した。杏は『神農本草経』下品に「杏核《キョウカク》」として収載されている。先秦時代には「杏覈」とも書いた。のちには「杏人《キョウニン》」、中世以降は「杏《キョウ》仁《ニン》」と書くようになった。すなわちアンズの種《さ》子《ね》(仁)で、『傷寒論』では「杏子《キョウシ》」とも称し、麻杏甘石湯などの処方に配剤され、今日でも重要な漢薬の一つである。桃の種子は「桃仁《トウニン》」と称され、形式や成分はよく似ているが、漢方ではその用途は全く別で、杏仁は鎮咳《せきどめ》に用い、桃仁は駆瘀血《ちのみち》に用いている。梅の場合は種子は用いず果肉（梅実）を烏梅《ウバイ》と称して用いている。「杏」は「キョウ」と読むが、慣用音（宋音か）では「アン」とも読む。「あんず」は和語のように思えるが「杏子《アンズ》」の音である。ぎんなんも「銀杏《ギンアン》」の転である。杏奴《アンヌ》や杏里《アンリ》という人名もある。中華料理のデザート「杏仁豆腐」は、私は従来「キョウニンドウフ」と呼んでいたが、今では「アンニンドウフ」と言わないと通じないようである。ついでながら、「梅《うめ》」は訓のようであるが、音の「梅《メイ》」の転である。ちなみに「菊《きく》」も音である。

「杏林《キョウリン》」の名称のついた大学や機関はみな医学・医療関係である。私の関係する公益財団法人武田科学振興財団杏雨書屋の「杏雨《キョウウ》」は医界を潤す慈雨を意味する。「杏林」の語は三国時代の仙人・医家の董奉が、治癒した患者からの報酬の金を受け取らず、代わりにアンズの苗を植えさせ、それが林を成したという故事に由来する。19頁の董奉の項参照。

清

女真族の支配による清王朝（一六一六～一九一二）は漢民族との文化融合を進め、中国文化はそれなりに開花した。清の医学の多くは明医学の延長に過ぎなかったが、従来の医術では対応困難な温病出現に応じて温病理論と医方の研究が行なわれた。また清代を代表する医学全書に『医宗金鑑』がある。黄元御や陳修園らも数多くの著作をなし、清医学を特徴づけた。清末には明治維新を迎えた日本からの医学も流入した。

■程応旄（ていおうぼう）　［一七世紀前半〜一七世紀後半］　232

清代初期の医学者。新安（安徽省）の人。字は郊倩。一族は明清間に新安地域で鳴った名門医家。康熙九年（一六七〇）に『*傷寒論《しょうかんろん》後条弁』一五巻を著述した。同書は従来の*方有執《ほうゆうしつ》『傷寒論条弁』、*喩昌《ゆしょう》『傷寒尚論篇』の路線を継承し展開した『傷寒論』の研究・注釈書で、日本の名古屋玄医に始まる古方派の勃興、その理論形成に大きく与った。他に『医径句測』二巻（一六七〇成）・『傷寒論贅余』一巻（一六七二成）の著作が知られる。㊜『和刻漢籍医書集成』16輯

■張登（ちょうとう）　［一七世紀］　233

清初の医家。長洲（江蘇呉江）の人。字は誕先。*張璐《ちょうろ》の長子。その著作『傷寒舌鑑』（一六六八自序刊）は、従来の『金鏡録』や『観舌心法』などを参考に書かれた舌診の専書。父の『診宗三昧』の編集（一六八九）も行った。『傷寒兼証析義』の著者・*張倬《ちょうたく》（字は飛疇）は弟。

■張倬（ちょうたく）　［一七世紀］　234

清初の医家。長洲（江蘇省呉江）の人。字は飛疇。*張璐《ちょうろ》の次男。家学を継承し、『*傷寒論《しょうかんろん》』の研究を重ね、『傷寒兼証析義』（一六六七刊）を著した。兄（*張璐《ちょうろ》の長男）の*張登《ちょうとう》とともに張璐の『傷寒纘論』『傷寒緒論』を校訂し、刊行した。

■**沈自南**（しんじなん）　［一六世紀］　［235］

清代の官僚・学者。江蘇呉江県の人。字は留侯。順治一二年（一六五五）の進士。官は蓬莱知県に至ったが、故あって失職。著書に『芸林彙考』があり、その内の『飲食篇』四巻は飲食類についての古典考証に詳しい。曽孫の沈彤《しんとう》は医家として名をなした。

■**汪昂**（おうこう）　［一六一五～？］　［236］

清代の医家。安徽休寧の人。字は訒庵。はじめ挙士を目指して諸生となり、儒を修めたが叶わず、三〇余歳で転じて医に専念した。以後四〇年余り医書を研究し、著述を成した。『医方集解』三巻（一六八二）、『素問霊枢類纂約註』三巻（一六八九）、『湯頭歌訣』一巻（一六九四）、『本草備要』八巻（または四巻）（一六九四）は医学修業において平易簡明なため、その後中国で多くの版本が刷られ、大いに流布した。日本では『医方集解』（一七二六）、『本草備要』（一七二八）が翻刻され、影響を及ぼした。

■**郭志邃**（かくしすい）　［一七世紀］　［237］

清代の医家。檇李《すいり》（浙江嘉興西南）の人。字は右陶。『痧脹《さちょう》玉衡書』三巻（一六七五刊）の著者として知られる。痧脹とは当時流行した疫病の呼称で、その治療法を探求して本書を著した。上巻には痧脹発蒙論、要語、脈法を記述。中巻・下巻には種々の病症と治療例を記載。治療には刮痧《かっさ》法、瀉血、薬剤療法が用いられる。さらに追補として後巻一巻がある。日本でも江戸時代中期（一七二二）に覆刻されて流布し、瀉血療法の普及を促進した。

■張志聡（ちょうしそう）［一七世紀］

［238］

清代の医家。明末～清康熙年間（一六六二～一七二二）に生存。浙江銭塘（杭州）の人。字は隠庵。杭州の盧之頤《ろしい》・盧繇《ろよう》父子の学を継承。あるいは幼くして父を喪い、科挙をめざしたが及第せず、医に転じて張遂辰《＊ちょうすいしん》（張卿子）の門に入ったともいう。生涯『黄帝《＊こうてい》内経』『傷寒論《＊しょうかんろん》』『金匱要略《＊きんきようりゃく》』『神農本草経《＊しんのうほんぞうきょう》』の研究を続け、陰陽五行・運気学説を講究。杭州の胥山《しょざん》に侶山堂という学舎を創建し、同学の士や生徒を集めて研究・教育活動を行った。『清史稿』に伝がある。著書には『黄帝内経』の注釈書として、従来の馬元台の注釈を批判し諸家の善注を集めた『黄帝内経素問《＊こうていだいけいそもん》集注』九巻・『黄《＊こう》帝内経霊枢《ていだいけいれいすう》集注』九巻がある。また張仲景《＊ちょうちゅうけい》の『傷寒論』を二〇年来研究し、『傷寒論集注』六巻を著した。ほかに自己の医説を述べた『侶山堂類弁』二巻、五運六気の学説に依拠して『神農本草経』に注釈を加えた『本草崇原』などの著作が知られる。

■周揚俊（しゅうようしゅん）［一七世紀］

［239］

清代の医家。江蘇呉県の人。字は禹載《うさい》。挙人を目指したが成らず、中年にして医に転じ、名声を得た。*喩昌《ゆしょう》の『傷寒尚論篇』に啓発され、『*傷寒論《しょうかんろん》三注』一六巻、『金匱玉函経二注』二二巻、『温熱暑疫全書』四巻などを著した。

■戴天章（たいてんしょう）　［一七世紀］　［240］

清代の医学・博学者。江蘇上元（江寧県）の人。字は麟郊、号は北山。天文・地理・数理などの学に通じた。*呉又可《ごゆうか》の『*温疫論《うんえきろん》』を基に『広瘟疫論』を著作し、また『素問』に基づき『咳論注』『瘧論《ぎゃくろん》注』などを著した。

■高世栻（こうせいしょく）　［一六三七～？］　［241］

清代の医家。銭塘（浙江杭州）の人。字は士宗。貧家に生まれ、医学に興味を持ち、二三歳で医業を始め、人気を得た。二八歳の時、自ら痢疾（下痢症）を病んだことを契機に一念発起。名医・*張志聡《ちょうしそう》に入門し、改めて医学を研鑽した。張志聡の未完成原稿『本草崇源《すうげん》』と『*傷寒論《しょうかんろん》集注』を継いで完成させ、世に出した。『素問直解』（一六九五刊）ほかの自著がある。康熙三五年（一六九六）には張志聡の侶山堂を継いで医学を講じた。『医学真伝』（一六九九成）は高世栻の講述を弟子たちが編纂した医論集。

■陳士鐸（ちんしたく）　［一七世紀〜一八世紀初頭？］ ［242］

清代の医家。浙江山陰（紹興）の人。字は敬之、号は遠公・朱華子・大雅堂。家は素封家で、初め挙士を目指したが果たせず、医に転じた。燕都（北京）はじめ各地を遊歴して医術を研鑽し、名声を博した。従来伝わる医書『石室秘録』を校訂し、さらに『弁証録』『洞天奥旨』ほか多くの医書を著した。

■祁坤（きこん）　［一七世紀〜一八世紀前半］ ［243］

清代の医家。浙江（紹興）の人。号は愧庵。順治年間（一六四四〜六一）に御医となり康熙年間（一六六二〜一七一三）には太医院院判に抜擢された。著書に『外科大成』四巻がある。子も孫も医に精通し、名を挙げた。

■柯琴（かきん）　［一七世紀〜一八世紀前半頃］ ［244］

清初の医家。浙江慈渓の生まれで、後に呉の虞山（江蘇常熟）に居住した。『慈谿県志』は生年を万暦（一五七三〜一六一五）末年と記している。字は韻伯、号は似峰。はじめ挙士を目指したが、医に転じて医学古典を研究した。『*傷寒論《しょうかんろん》注』（一六六九成）『傷寒論翼』『傷寒附翼』を著述。三書を合わせて『傷寒来蘇集』（一六七四刊）と称し、*張仲景《ちょうちゅうけい》の六経理論は傷寒のみならず万病に適応すると主張。後人に影響を与えた。『*黄帝《こうてい》内経』を研究して『内経合璧』を著したが伝わらない。

■張錫駒（ちょうしゃくく）　〔一七世紀後半～一八世紀前半〕　[245]

清代の医家。浙江銭塘の人。字は令韶。*張遂辰《ちょうすいしん》（張卿子）の弟子。すなわち*張志聡《ちょうしそう》と同門。『*傷寒論《しょうかんろん》直解』六巻（一七一二）『胃気論』一巻の著があり、『胃気論』は日本でも翻刻された（一七九七）。

■呉謙（ごけん）　〔一七世紀末～一八世紀前半頃〕　[246]

清代の医官。安徽歙《きゅうけん》県の人。字は六吉《ろくきつ》。官職は太医院判に至る。乾隆四年（一七三九）から勅を奉じて編纂された医学全書『*医宗金鑑《いそうきんかん》』九〇巻の編纂に、劉裕鐸と共に総修官として医官を指揮した。同書は乾隆七年（一七四二）に完成し、銅活字で印行された。以後中国では何度も翻刻を重ね広く流布した。『訂正傷寒論注』『訂正金匱要略注』『刪補名医方論』『四診心法要訣』『運気要訣』『傷寒心法要訣』『雑病心法要訣』『婦人心法要訣』『幼科雑病心法要訣』『痘疹心法要訣』『種痘心法要訣』『外科心法要訣』『眼科心法要訣』『刺灸心法要訣《しきゅうしんぽうようけつ》』『正骨心法要訣』の一五書からなる。初めの二書は呉謙自ら著したもの。日本でも、種痘・幼科・傷寒の部分が翻刻単行されて読まれた。

■葉天士（しょうてんし）　〔一六六七～一七四六〕　[247]

清代の医家。江蘇呉県（蘇州）の人。名は桂、天士は字、号は香岩。代々の医家に生まれ、幼少時より学を好み、医を父に学んだが、一四歳にして父を失い、父の門人の朱某を師としたが、まもなく師を凌ぐほどに精進した。貧困の中、刻苦して勉学を重ね、『黄帝内経《こうていだいけい》』『難経』から唐宋・金元・明に至る多くの医書を読破し、二〇歳未満で前後一七人の師に就いて学び、各家の長所を吸収。三〇歳にして広く医名を馳せるようになった。時疫〈流行性病〉と痧痘〈急性発疹性疾患の一種〉の治療に長け、衛気営血弁証の論を唱え、温病について詳細な検討を重ね、呉又可《ごゆうか》の『温疫論《うんえきろん》』の学説を敷衍して温病理論の礎を確立した。従来の各家の説に偏することなく、薬剤の寒温は疾病の寒熱によって自在に用い、疾病には見証・変証・転証があり、その情況を洞察してのち処方を運用すべきと主張した。臨床経験を重んじ、平素著述には意を注がなかった。享年八〇。著書に『温熱論』『臨床指南医案』『葉案存真』などがあるが、これらはみな門人たちの筆録・編集によるもの。他に葉天士の著とされる書には偽託の書が多いとされる。

■尤怡（ゆうい）

〔?〜一七四九〕

〔248〕

清代の医家。長洲〈江蘇蘇州〉の人。字は在涇・在京、号は拙吾・飼鶴山人。貧家に生まれたが、寺院で学問を修め、医学を研究した。詩文も巧みで、顧嗣立・沈徳潜らと親交を持った。張仲景《ちょうちゅうけい》の学を貴び、『傷寒〈論〉貫珠集』八巻、『金匱要略心典《きんきようりゃくしんてん》』三巻の著述をなした。日本でも両書は江戸後期に翻刻〈前書は一八二三、後書は一八四一〉された。他に『金匱翼』『医学読書記』『静香楼医案』などの著がある。

■王維徳（おういとく）　［一七世紀～一八世紀半ば］　［249］

清代の医家。江蘇呉県の人。字は洪緒、号は林屋山人（林屋散人とも）。代々瘍科を専門とする医家。維徳も瘍科を得意とし、医業を行うこと四〇余年。一七四〇年に『外科証治全生集』を撰述した。

■黄元御（こうげんぎょ）　［一七〇五～一七五八］　［250］

清代の医家。山東昌邑の人。字は坤載、号は研農・玉楸子。挙士を目指して諸生となったが、眼疾で片目を失明。よって医を学び、『*黄帝内経素問』『*黄帝内経霊枢』『*黄帝八十一難経』『*傷寒《しょうかん》論《ろん》』などの医籍を究め、医名を挙げた。乾隆帝が南巡した時には召されて侍従した。『素問懸解』一三巻、『霊枢懸解』九巻、『難経懸解』二巻、『傷寒懸解』一五巻、『傷寒説意』一一巻、『金匱懸解』一二巻、『長沙薬解』四巻、『四聖懸枢』四巻、『素霊微蘊』四巻、『玉楸薬解』四巻の著作があり、いずれも刊行されて清代以降の中国で流布した。

■薛雪（せつせつ）　［一六八一～一七七〇］　［251］

清代の医家。呉県（江蘇蘇州）の人。字は生白、号は一瓢・牧牛老朽。詩文・書画の文芸に巧みで、乾隆年間（一七三六～九五）の初めに博学鴻詞に推挙されたが辞退した。*葉天士《しょうてんし》とは同郷・同世代で、ともにその名を知られたが、両人は不仲で、薛雪は自宅を「掃葉荘」と称し、葉天士は書斎を

「踏雪斎」と称したほどであった。世間の評価を求めなかったので、著書は多くない。『医経原旨』六巻（一七五四序刊）は『*黄帝《こうてい》内経』の要旨を解説した書。『湿熱条弁』一巻は湿熱の症と治療が四六条にわたって記されており、『医師秘笈』『三家医案合刻』などに収録されて流布した。*李中梓《りちゅうし》の『内経知要』に注を付して刊行した。

■徐大椿（じょたいちん）〔一六九三～一七七一〕〔252〕

清代の代表的医家、医学者。江蘇呉江の人。字は霊胎、原名は大業、号は洄渓老人。祖父の徐釚は翰林院に仕え、『明史』の編纂にも携わった文官。大椿も百科に通じたが、家族が病気がちだったため、医学を志し、歴代の医学典籍を読破し、精通した。著書はきわめて多く、代表的な医書に『難経経釈』二巻、『*神農本草経《しんのうほんぞうきょう》百種録』三巻、『傷寒類方』、『医学源流論』、『医貫砭』、『慎疾芻言』、『蘭台軌範』八巻、『内経詮釈』、『洄渓医案』などがある。医名は広く知られ、乾隆二六年（一七六一）春、皇帝に召されて北京で医療を行い、官職を与えられようとしたが辞退して帰郷。洄渓呉山の画眉泉に隠居し、洄渓老人と号した。乾隆三六年（一七七一）冬に再び召されて北京に上ったが、入京して三日後、京で没した。享年七九。儒林郎の称号を贈られた。『難経経釈』『医学源流論』『傷寒類方』などは江戸後期の日本で覆刻され、日本漢方界にも刺激を与えた。一九八二年、江蘇呉江の郷里で墓誌銘石が出土した。

■魏之琇（ぎししゅう）　〔一七一九～一七七二〕 〔253〕

清代の医家。銭塘（浙江杭州）の人。字は玉横、号は柳洲。＊江瓘《こうかん》の『名医類案』を校訂し、さらに近世の文献から医案を抽出、編纂して『続名医類案』（一七七〇成）を著した。

■黄宮繡（こうきゅうしゅう）　〔一八世紀〕 〔254〕

清代の医家。江西宜黄の人。宮繡は涫繡とも。字は錦芳。嘉慶九年（一八〇四）に挙士、翌年には翰林院検討となった。乾隆一五年（一七五〇）に『医学求真録』を書いたが流布しなかった。乾隆三四年（一七六九）に『脈理求真』『本草求真』、嘉慶四年（一七九九）に『錦芳太史医案求真初編』を著述。ことに『本草求真』は簡単明解であるため、清代の本草入門書として初学者に広く受け入れられた。

■呉儀洛（ごぎらく）　〔一八世紀〕 〔255〕

清代の医家。浙江海塩の人。字は遵程。詳伝は不明。幼少より家蔵の書籍を読み、諸生となったが、医に転じた。著書『本草従新』六巻（一七五七）は＊汪昂《おうこう》の『本草備要』を増補したもの。『傷寒分経』（一七六六）は＊喩昌《ゆしょう》の『傷寒尚論篇』を補訂したもの。さらに古今の経験方一一〇〇余方を収録した『成方切用』一四巻（一七六一）の撰がある。中国では流布したが、日本への影響はあまり認められない。

■呉貞（ごてい）　［一八世紀］

清代の医家。浙西帰安の人。字は坤安。『証治準縄』『傷寒来蘇集』、『古方注』（王晋三著）、『*医《い》宗金鑑《そうきんかん》』や*葉天士《しょうてんし》・*薛雪《せつせつ》の著を参考に嘉慶元年（一七九六）に『傷寒指掌』四巻を著述した。 [256]

■沈又彭（しんゆうほう）　［一八世紀］

清代の医家。嘉善（浙江省）の人。字は尭峰また尭封。初め科挙を目指したが成功せず、医に転じた。『女科読』（一七六四）（のちに『沈氏女科輯要』と改訂）をはじめ『医経読』『*傷寒論《しょうかんろん》読』『治雑病読』『治哮証読』『視診心編』を著し、独自の論を展開した。 [257]

■余霖（よりん）　［一八世紀］

清代の医家。安徽桐城の人。字は師愚。疫疹の研究を進め、『疫疹一得《えきしんいっとく》』（一七九四）の書を著した。 [258]

■楊栗山（ようりつざん）　［一八世紀］

清代の医家。溧水（江蘇省溧陽県）の人。名は璿《せん》、字は玉衡。温疫の治療に通じ、傷寒と温疫の弁別法を論じた『傷寒温疫条弁』（略して『寒温条弁』）を著した。 [259]

■舒詔（じょしょう）　［一八世紀］　〔260〕

清代の医家。江西省進賢県の人。字は馳遠。号は慎斎学人。仕官したが医に転じ、*喩昌《ゆしょう》の弟子の羅子尚に師事して『傷寒尚論篇』を読むに及び『*傷寒論《しょうかんろん》』の研究に精力を傾けた。『傷寒集注』一〇巻（一七五〇刊）の著があり、のち改訂を加えて『再重訂傷寒集注』を編刊した。また『弁脈篇』『傷寒六経定法』『痘疹真詮』『女科要訣』などの著がある。

■沈金鰲（しんきんごう）　［一七一七〜一七七六］　〔261〕

清代の医家。江蘇無錫の人。字は芊緑《せんりょく》（一説に芉緑《かんりょく》とも）、号は汲門・尊生老人・再平。若年時に挙士を目指して儒を学び、経史に通じ、文章に巧みだった。廩貢生《りんこう》（官費を受ける学者）。乾隆三八年（一七七三）に『沈氏尊生書』三〇巻を著した。この書には『脈象統類』『諸脈主病詩』『雑病源流犀燭』『*傷寒論綱目《しょうかんろん》』『婦科玉尺』『幼科釈謎』『要薬分剤』の七種を収め、医学理論や診断法から各科の要綱が論じてある。『尚書随筆』の著もある。

■兪根初（ゆこんしょ）　［一七三四〜一七九九］　〔262〕

清代の医家。浙江紹興の人。名は肇源、根初は字。代々の医家で臨床に長けた。『通俗傷寒論』の著者として知られる。原著は乾隆四〇年（一七七六）。これを何秀山が整理して翌年に出版。さらに近代の何廉臣が手を加え、*曹炳章《そうへいしょう》が補訂して『校勘通俗傷寒論』一二巻を刊行した（一九四八）。また徐栄斎の編刊による『重刊通俗傷寒論』（一九五五・一九五六）が広く世に流布した。

■陳修園（ちんしゅうえん）　［一七五三～一八二三］［263］

清代の医家・官僚。福建長東の人。名は念祖、字は修園・良有、号は慎修。祖父の陳居廊は学者で医に通じた。修園は幼くして父を亡い、家は貧しく、祖父に就いて儒と医とを学んだ。のち泉州の名医・蔡茗庄（宗玉）にも医を師事した。乾隆五七年（一七九二）に郷試にて挙人となり、北京に上ったとき、中風で重態に陥った同郷の光禄寺卿・伊雲林の病を治したことがきっかけで、進士には及第しなかったにもかかわらず直隷省威県の知県に抜擢され、各地で災害・病災の救助活動に貢献した。嘉慶二四年（一八一九）老病の故をもって六七歳で政官界を退き、帰郷して嵩山の井上草堂で医学を講じた。歴代の医書に博通し、かつ豊富な臨床経験を生かして数多くの医書を著した。『陳修園医書十六種』『陳修園医書三十二種』『陳修園四十八種医書』などは後人が修園の著述を編集し、刊行したもので、そのうち『霊素節要浅注』一二巻、『*傷寒論《しょうかんろん》浅注』六巻、『長沙方歌括』六巻、『*金《きん》匱要略《きようりゃく》浅注』十巻、『金匱方歌括』六巻、『本草経読』四巻、『医学三字経』四巻、『女科要旨』四巻、『景岳新方砭』四巻、『時方妙用』四巻、『時方歌括』二巻、『医学従衆録』八巻、『医学実在易』八巻、『傷寒真方歌括』六巻、『傷寒論串解』六巻、『十薬神書註解』一巻などが評価が高く、近代中国で重版された。

■趙学敏（ちょうがくびん）　［一八世紀前半～一九世紀初頃］〔264〕

清代の医家。銭塘（浙江省杭州）の人。初名は利済、字は依吉、号は恕軒（一説に字と号は逆とも）。父は資産家で、学敏は幼くして医を好み、*『黄帝《こうてい》内経』を始めとする医書、その他諸分野にわたる典籍を読破した。近くに居住する黄販翁が所蔵する万巻の書を借覧しえたことが勉学の資となった。諸本を参考に乾隆一九年（一七五四）に『医林集腋』一六巻を脱稿。同書を皮切りに『養素園伝信方』『祝由録験』『嚢露集』『本草話』『串雅《せんが》（内篇・外篇）』『花薬小名録』『升降秘要』『摂生閑覧』『薬性元解』『奇薬備考』*『本草綱目《ほうんぞうこうもく》拾遺』の著作を成した。これらを合わせて『利済十二種』と称したが、現存するのは『串雅』と『本草綱目拾遺』の二書のみ。乾隆二五年（一七五四）に脱稿した『串雅』内篇四巻・外篇四巻は民間薬物療法を多く交えた経験的処方集で、後代高く評価された。『本草綱目拾遺』一〇巻は、*李時珍《りじちん》の『本草綱目』に漏れた薬物、あるいは錯誤のある薬物九二五種について収録し、解説を加えた本草書で、中国では何度も重刊された。

■呉鞠通（ごきくつう）　［一八世紀後半～一九世紀前半］〔265〕

清代の医家。生没を一七五八～一八三六とする説がある。江蘇淮陰（淮安）の人。名は瑭。鞠通は字とする説、字は配珩、鞠通は号とする説もある。温病学派を代表する医家の一人。挙士を目指したが一九歳の時に父が没したのを契機に医に転じた。『*黄帝《こうてい》内経』『*傷寒論《しょうかんろん》』を始め*呉又可《ごゆうか》に至る諸家の説に通暁。師の*葉天士《しょうてんし》の強い影響の下、明清温病学派の医論を参考に自説を加えて『温病条弁』六巻（一七九八成）を著述した。また『医医病書』『呉鞠通医案』などの著書がある。

■顧錫（こしゃく）　［一八世紀後半〜一九世紀前半頃］　〔266〕

清代の医家。浙江呉興の人。字は養吾、号は紫槎。眼科に精通してその名を博し、『銀海指南』四巻（一八一〇刊）を著した。銀海とは眼のこと。その著はのちに『眼科大成』とも改題された。

■陳耕道（ちんこうどう）　［一八世紀後半〜一九世紀前半］　〔267〕

清代の医家。常熟（江蘇省蘇州）の人。字は継室（統宣とも）。疫痧（爛喉痧とも。いわゆる猩紅熱）の研究と治療に長じ、嘉慶六年（一八〇一）に『疫痧草』三巻を著した。

■陳平伯（ちんへいはく）　［一八世紀〜一九世紀頃］　〔268〕

清代の医家。江東松浜の人と言われるが伝不詳。字は祖恭。『温熱病指南集』一巻（一八〇九刊）を著したことで知られる。

■鄒岳（すうがく）

［一八世紀後半～一九世紀前半］〔269〕

清代の医家。江西南城県盱水《くすい》（盱江）の人。字は五峰、号は東山。＊張仲景《ちょうちゅうけい》の医学を宗とし、外科に長じた。著書に『医医説』があり、また道光一八年（一八三八）に世に問うた『外科真詮』二巻では半陰半陽の毒という概念を提示した。

■章楠（しょうなん）

［一八世紀末～一九世紀前半頃］〔270〕

清代の医家。浙江会稽（紹興）の人。字は虚谷。傷寒は＊方有執《ほうゆうしつ》を宗とし、温病は＊葉天士《しょうてんし》・＊王士雄《おうしゆう》説に基づき、道光五年（一八二五）に『医門棒喝』『＊傷寒論《しょうかんろん》本旨』を著した。

■高秉鈞（こうへいきん）

［一七五三～一八二九］〔271〕

清代の医家・官僚。江蘇無錫の人。字は錦庭（錦亭）、号は心得。医学典籍を読破し、范聖学・杜雲門の二師に就いて医学を修めた。とりわけ外科に精通し、瘍医として治効を重ね、世の名声を得た。性格は率直で貧者には報酬を求めなかった。嘉慶一〇年（一八〇五）に『瘍科心得集』三巻を著し、独自の見解を述べた。『謙益斎外科医案』『景岳新方歌括』『方彙』『家用方』などの著もある。子の高上池（一八五〇没、享年六六）も家学を継いで医を究め、『医学課児策』の著を残した。

[272]
■王清任（おうせいにん）〔一七六八～一八三一〕

清代の医学者。河北玉田の人。字は勲臣。河北灤県《らんけん》、奉天を経て、北京に居住。医業を営んだ。医療において人体解剖学の知識が必須であることを説き、死体観察、動物解剖を行って人体臓腑の図を作成。自己の臨床知識も加味して、『医林改錯』（一八三〇刊）を著述した。中国医学における解剖学の進展には貢献したが、誤りもある。しかし掲載された治療薬で今日活用されている処方もある。

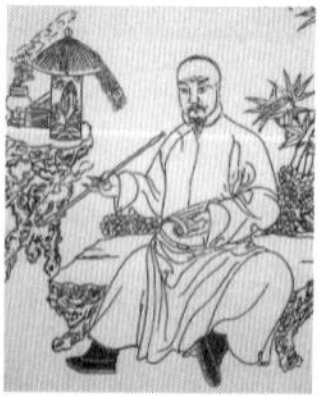
王清任

[273]
■鄒澍（すうじゅ）〔一七九〇～一八四四〕

清代の医家。江蘇武進県の人。字は潤安、号は閏庵。貧家に生まれたが、勉学に励み、学殖に富んだ。道光元年（一八二一）民間人から官吏への推挙に選ばれたが、応じなかった。天文・地理ほか諸学に通じたが、とりわけ医学を好み、貧しい患者を率先して治療に当たった。著書は多いが、現存し刊行された本草書に『本経疏証』一二巻（一八三七序）、『本経続疏』六巻、『本経序疏要』八巻がある。

[274]
■王旭高（おうきょくこう）〔一七九八～一八六二〕

清代の医家。江蘇無錫の人。名は泰林、字は旭高、号は退思居士。親族の高錦庭に医を学び、瘍科を専攻したが、さらに内科全般に通暁し、名を成した。著者に『退思集類方歌』『医方証治彙編歌訣』『増訂医方歌訣』『医方歌訣』『薛氏湿熱論歌訣』『西渓書屋夜話録』があり、これらは『王旭高医書六種』（一八九七）に収録。また、『王旭高臨床医案』（方仁淵〔耕霞〕編、一八九八）がある。

■王泰林（おうたいりん）〔一七九八〜一八六二〕 [275]

清代の医家。江蘇無錫の人。字は旭高、号は退思居士。同郷の*高秉鈞《こうへいきん》の学を継承し、医学典籍に通じ、臨床に長け、『西渓書屋夜話録』『医方証治彙編歌訣』『増訂医方歌訣』『退思集類方歌註』『医方歌括串解』『湿熱論歌訣』『環渓草堂医案』などの著述を遺した。

■王士雄（おうしゆう）〔一八〇八〜一八六八?〕 [276]

清代の医家。没年は諸説がある。浙江海寧の人。字は孟英、号は夢隠・夢影・潜斎・半痴山人・睡郷散人ほか。曾祖父の王学権は医学に通じ、祖父・父も医家。士雄は杭州を経て上海に居住し、とりわけ温病学を得意とした。著書に『温熱経緯』（一八五二刊）ほか『随息居飲食譜』『四科簡効方』『王氏医案』などがある。

■蔣宝素（しょうほうそ）［一七九五～一八七三］［277］

清代の医家。江蘇丹徒の人。あるいは京口（江蘇鎮江）の人とも。字は問斎。号は帝書。医学古典を学び、王九峰に師事。伏邪（温疫）の研究と臨床に通じた。著書に『医略』八一巻、『問斎医案』五巻、また『傷寒表』『証治主方』『医林約法三章』などがある。

■陸懋修（りくぼうしゅう）［一九世紀］［278］

清代後期の医家。江蘇省元和の人。字は九芝・勉旃。号は世補斎。代々の儒家で医を兼ねた。懋修も儒医となったが、咸豊年間（一八五九～六一）に戦乱を避けて上海に移住し、医をもって名を挙げた。光緒年間（一八七五～一九〇九）に六九歳で没。一説に生没年を一八一八～八六年という。『*傷寒論《しょうかんろん》』や運気論に通じ、『世補斎医書』（一八八四刊）を著した。前集には自著、後集には清の医書の校訂本が収録されている。

■朱沛文（しゅはいぶん）［一九世紀］［279］

清代の医家。江東南海（仏山県）の人。字は少廉また紹渓。代々の医家であったが、当時伝入した西洋医学にも興味を抱き、伝統医学との両立をもくろんで『華洋臓象約纂』を著した。

■**石寿堂**（せきじゅとう）［一九世紀］ ［280］

清代の官僚・医家。安東（江蘇省淮安市）の人。名は湛棠とも。字は芾南《ふつなん》。咸豊（一八五一～六二）の挙人。家が代々の医であったので医にも精通した。『医原』二巻（一八六一）、『温病合編』（一八六七）の著がある。

■**陳定泰**（ちんていたい）［一九世紀］ ［281］

清代の医家。広東新会の人。字は弼臣《ひつしん》。*王清任《おうせいにん》の『医林改錯』や西洋の臓腑図に啓発され、『医談伝真』二巻を編述した。

■**費伯雄**（ひはくゆう）［一八〇〇～一八七九］ ［282］

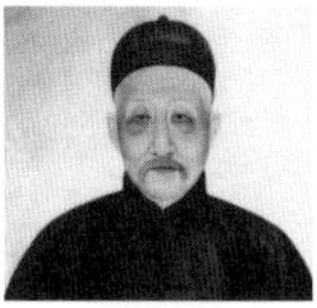
費伯雄

清代の医家。江蘇武進孟河（常州市）の人。字は晋卿、号は碩雲子。代々の医家で、名声は四方に轟いた。大著『医醇』二四巻を著して刊行を計ったが、咸豊年間（一八五一～六一）に兵火によって焼失したため、その要を『医醇賸義』四巻にまとめ、同二年（一八六三）に刊行した。

■**呉尚先**（ごしょうせん）［一八〇六～一八八六］ ［283］

清代の医家。浙江銭塘の人。名は撙・安業、尚先は字、また師機とも。号は杖仙・潜玉居士。挙

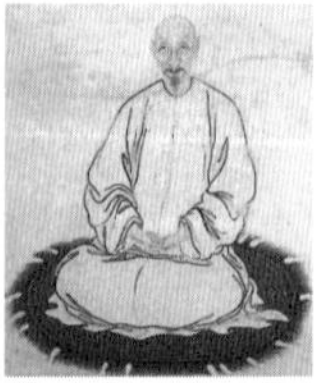
呉尚先

士を目指したが、病を得て医学を修めた。揚州から戦乱を避けて咸豊年間（一八五一～六二）の初めに泰州に移り住み、医を生業とし、名を挙げた。その治療法は膏薬など外用薬を主としたもので（外治法）、自己の経験療法を交えて同治四年（一八六五）に『理瀹駢文《りやくべんぶん》』四巻を刊行した。

■唐宗海（とうそうかい）［一八四六～一八九七］〔284〕

清代の官僚・医家。天彭（四川彭県）の人。字は容川。幼いときより儒学を学び、医学書にも通じた。光緒一五年（一八八九）の進士。礼部主事となったが、故あって官を辞し、帰郷して医に専念した。中国医学と西洋医学の折衷を標榜した中西匯通《かいつう》派の代表的人物。『血証論』八巻、『中西匯通医経精義』二巻、『本草問答』二巻、『*金《きん》匱《き》要略《ようりゃく》浅注補正』九巻、『*傷寒論《しょうかんろん》浅注補正』七巻の著述五書を合わせて『中西匯通医書五種』といい、翻刻を重ねて清末に流布した。また『医学見能』『痢証三字経』などの著書がある。

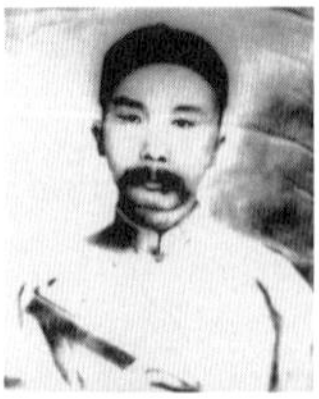
唐宗海

■柳宝詒（りゅうほうたい）［一八四二～一九〇一］〔285〕

清代の医家。江蘇省江陰周荘の人。同治四年に挙人として仕官したが、官政の腐敗に決別して帰郷し、医に転じ、名声を博した。著述に『柳選四家医案』『温熱逢源』があり、後者は裘吉生《きゅうきっせい》の『三三医書』（一九二三）に収録されて世に知られた。

■周学海（しゅうがくかい）　〔一八五六〜一九〇六〕　[286]

清代の官僚・医家。安徽建徳の人。字は澂之・健之。光緒一二年（一八九二）の進士。内閣中書を経て、官職は浙江候補道に至る。後に医学に専念し、医籍の校刊に尽力した。脈論に通暁し、学は張璐《ちょうろ》や*葉天士《しょうてんし》を尊んだ。周学海の編刊した『周氏医学叢書』（一八九一〜一九一一）には歴代医書と自著の計三二書が収録され、周学海本として中国医界を潤した。

■余景和（よけいわ）　〔一八四七〜一九〇七〕　[287]

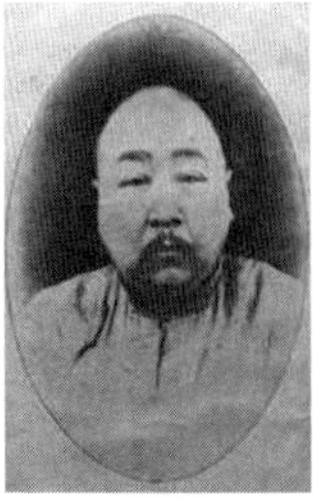
余景和

清代の医家。江蘇省宜興県の人。字は聴鴻。武進県孟河や常熟に移り住み、伯父の余麓泉に医を学んだりしたが、名医費欄泉に師事して大いに医を究めた。著書に『余注*傷寒論《しょうかんろん》翼』四巻、『外証医案彙編』四巻、『診余集』一巻（のちに『余聴鴻医案』と改題）がある。

■柯逢時（かほうじ）　〔一八四五～一九一二〕　[288]

清代の学者。湖北省武昌の人。字は孫庵、号は巽庵。光緒九年（一八八三）の進士。繆荃孫《ぼくせんそん》・*楊守敬《ようしゅけい》らの学者と交わり、古医書の校勘出版に意を注いだ。武昌医館を設立。光緒三〇年から八年をかけて『武昌医学館叢書』を刊行。『経史証類大観本草』『大観本草札記』『本草衍義』『*傷寒論《しょうかんろん》』『傷寒総病論』『類証増注傷寒百問歌』『傷寒補亡論』『活幼心書』の八種を収める。柯逢時本『大観本草』の影印本は今日日本でもよく用いられる。『傷寒論』は日本伝存の明版による写本に拠ったもの。

■楊守敬（ようしゅけい）　〔一八三九～一九一五〕　[289]

清代末の文人・官僚・書家。湖北省宜都県陸城の人。字は惺吾、号は隣蘇。一八六二年に挙人。明治一三年（一八八〇）に駐日清国大使・何如璋の随行員として来日。文献学に通じていた楊守敬は、日本に中国では失われた善本秘籍が多数伝存するのに着目し、古書籍を総力をあげて購入し、明治一七年（一八八四）、万巻の書を中国に持ち帰った。その間、日本の文人と親交を持ち、ことに医家の森立之《もりたつゆき》（一八〇七～八五）から便宜を得た。多紀氏らの医学著書の版木を買い、それを用いて中国で『聿修堂《いっしゅうどう》医学叢書』として出版するなど、日本の考証医学者の優れた業績を中国に紹介した功績は大きい。㊂『新版 漢方の歴史』208頁

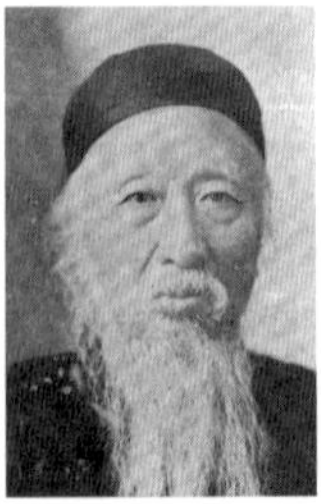

楊守敬

近現代

清朝は辛亥革命（一九一二）によって倒れ、中華民国が成立する。さらに中国大陸は毛沢東の主導する中華人民共和国となり、民国政府は台湾に移って今日に至る。清末〜民国〜共和国時代にわたる医家の数は多く、西洋医学、日本医学の影響下にあって中国伝統医学はいかにあるべきかが論議の的となった。共和国政府は伝統医学の存続を決め、それは現在、中医学と呼ばれている。

■丁甘仁（ていかんじん）　〔一八六六～一九二六〕

清末～民国時代の医家。江蘇武進孟河の人。名は沢周。若くして馬仲清に就いて医を習い、ついで馬培之に師事して内科・外科・喉科を修めた。無錫・蘇州で開業したのち、孟河の名医・巣崇山の薦めで上海に移り、上海仁済堂で医療を行った。民国二年（一九一三）に神州医薬総会副会長。民国五年（一九一六）には*謝観《しゃかん》（利恒）を校長に迎えた上海中医専門学校を創設。さらに広益中医院を開設して診療・教育を行った。民国一〇年（一九二一）には上海中医学会の初代会長に就任し、民国時代の中医学界の主導者の一人となった。　〔290〕

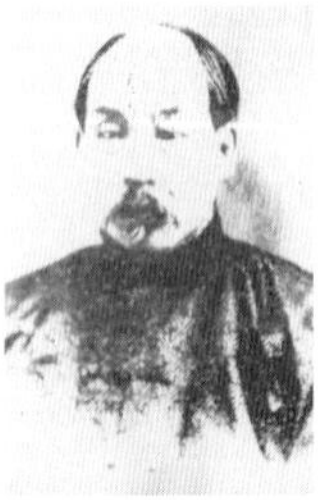

丁甘仁

■廖平（りょうへい）　〔一八五二～一九三二〕

近代中国の学者・思想家。光緒一五年（一八八九）の進士。経学を専攻し、宋学を修めたのち漢学に転じ、自説を立てた。著作集に民国一四年（一九二五）に成った『六訳館叢書』がある。この中には医学古典に関する著作が多く収録されており、日本からもたらされた考証医学者の著述の影響が強くみられる。　〔291〕

■張錫純（ちょうしゃくじゅん・ちょうせきじゅん）［一八六〇～一九三三］ ［292］

清末～民国時代の医家。河北塩山の人。字は寿甫。幼少より科挙を目指して学問に励んだが成らず、医学に転向した。民国時代には徳州駐軍統領の黄氏の招聘を受けて軍医となり、数年間従軍したのち、民国七年（一九一八）瀋陽で新設された医院の院長に就任。後年は天津に居を移し、中西匯通社を興し、医学校を設立するなど、臨床と医学教育の両面で活動を行った。錫純は伝統医学と西洋医学の両方に通じ、両者の融合を唱えたので、中西匯通《かいつう》派と称される。その著『医学衷中参西録』は当時の医界で大きな反響を呼んだ。

■張山雷（ちょうさんらい）［一八七三～一九三四］ ［293］

清末～民国時代の医家。江蘇嘉定の人。幼少より儒学を学んだが、光緒中、母の病を契機に医学を志向し、研究・臨床に経験を重ねた。医学教育に尽力し、神州医薬学校、蘭谿中医専門学校などで教育活動を行った。『体仁堂医薬叢刊』などの著書がある。

■惲鉄樵（うんてつしょう）［一八七九～一九三五］ ［294］

清末～民国時代の医家・医学者。江蘇武進孟河の人。名は樹珏《じゅかく》。鉄樵は字（号とも）。号は薬《やく》盦《あん》、黄山、冷風、学涵など。一九〇六年に文科の南洋公学を卒業。一九一一年に上海の商務印書館に入り、文学の編集業務を行った。その間、自己が病弱だったことや息子を難病で亡くしたことから、傷寒学の大家・汪篷石や姻戚の*丁甘仁《ていかんじん》に就いて医学を学び、一九二〇年に商務印書館を辞して医学に専念し、名を挙げた。一九一七年に刊行された*余雲岫《ようんしゅう》の『霊素商兌』を読んで憤慨。これに反駁し、伝統医学を擁護するため『群経見智録』を著述して一九二二年に出版し、論争の火蓋を切った。一九二五年には通信教育の鉄樵中医函授学校を創設し、中医の教育改革と人材育成を図った。受講者は六百余名に上ったという。学問は*『傷寒論《しょうかんろん》』を主軸に*『黄帝《こうてい》内経』の理論を重視し、温病学など歴代の伝統医学書に精通した。西洋医学を排斥することはなく、伝統医学との併用を論じ、いわゆる中西医匯通《かいつう》を主張した。当時の名医・*陸淵雷《りくえんらい》などとも連携を計り、中国における伝統医学の存続に大いに貢献した。『傷寒論輯義按』『脈学発微』『温病明理』など著作は多く、鉄樵の著作を集成した『薬盦医学叢書』（一九四一刊）には『群経見智録』をはじめ著作二二種が収録されている。㊫『漢方の臨床』66（6）

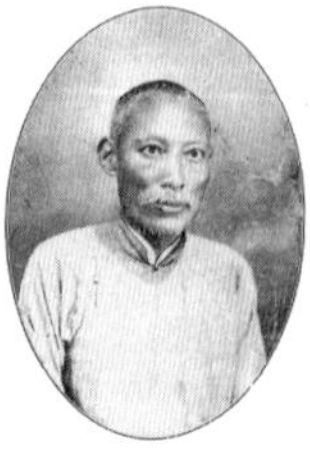

惲鉄樵

■章太炎（しょうたいえん）〔一八六九～一九三六〕〔295〕

近代中国の学者・思想家・革命家。浙江余杭県の人。名は炳麟、字は枚叔。革命思想家として名高いが、伝統医学にも詳しく、とくに*『傷寒論《しょうかんろん》』『金匱玉函経』に対して自己の見解を示した。劉復による『章太炎先生霍乱《かくらん》論評註』などもある。

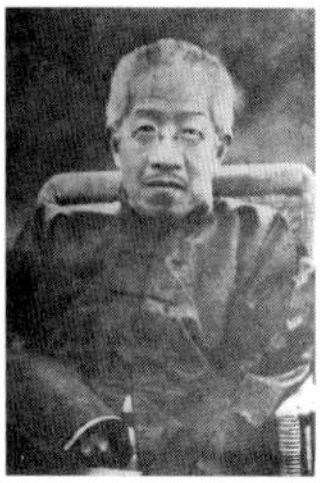

章太炎

■曹穎甫（そうえいほ）　［一八六六～一九三八］　［296］

近代の医家。江蘇江陰の人。名は家達、字は尹孚、号は鵬南また拙（掘）巣老人。光緒二一年（一八九五）に孝廉に挙げられ、南菁書院に学んだ。『*傷寒論《しょうかんろん》』『*金匱要略《きんきようりゃく》』を研究し、民国時代には上海で医を営み、*丁甘仁《ていかんじん》の上海中医専門学校で教務長を務め、『傷寒論』『金匱要略』を講義。*張仲《ちょうちゅう》景《けい》方の運用に長じた。著書に『傷寒発微』『金匱発微』『経方実験録』『曹穎甫医案』などがある。詩文・絵画にも通じた。

■陳無咎（ちんむきゅう）　［一八八〇～一九四七］　［297］

近代中国の伝統医家。浙江義烏の人。名は淳白、一名易簡、字は茂弘（泓）、号は壺叟・無垢居士。幼くして挙士を目指したが、のち転じて医を学んだ。『*黄帝《こうてい》内経』『*傷寒論《しょうかんろん》』を宗とし、*劉完《りゅうかん》素《そ》・*朱丹渓《しゅたんけい》の学説を奉じた。一九一五年に上海で開業して名声を博し、中央国医館編審委員会主任委員・上海中医専科学校校長を歴任。著書に『医軌』『蔵府通詮』『黄渓大案』『医量』『明教方』『内経弁惑提綱』『傷寒論蛻』などがある。

■**謝観**（しゃかん）［一八八〇〜一九五〇］ ［298］

中華民国時代の学者・医学文献学者・医家。武進（江蘇省常州）の人。字は利恒、晩年の号は澄斎老人。幼くして家学を受け、経書・地理学を精究し、また医学古典を熟読した。広州で地理学を教授した後、上海商務印書館に勤め地理書を編纂。上海澄衷中学校長を経て再び上海商務印書館で地理書の編集に従事。『辞源』医学部門も担当した。民国六年（一九一七）創設された上海中医専門学校の校長を任じた。その後、上海に寓して医業を行った。民国一八年（一九二九）に国民党政府第一次中央衛生委員会が「廃止中医案」を採択すると、中医協会を発起して反対運動を行った。民国一〇年（一九二一）に三七一〇五項目を収載した『中国医学大辞典』を編集、出版した功績は大きい。『中国医学源流論』ほかの著書がある。(参)『漢方の臨床』57（5）

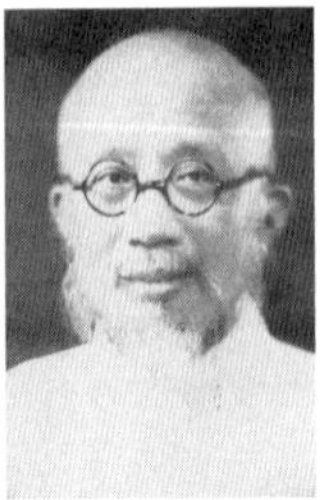

謝観

■**祝味菊**（しゅくみきく）［一八八四〜一九五一］ ［299］

近代の医家。浙江省山陰（紹興）の人（四川成都の人とも）。名は積徳、味菊は字、号は傲霜軒主。大正年間には日本へも来訪。四川省立医院医務主任、成都市政府衛生科長を歴任したのち上海に移り、上海国医学院教授。西洋医学と伝統医学の両立を意向した。著書に『傷寒質難』『診断提綱』『傷寒方解』『病理発揮』『傷寒新義』などがある。

■林幾（りんき）〔一八九七〜一九五一〕〔300〕

近代中国の法医学者。福建福州閩侯の人。字は百淵。若くして日本で法律を学んだのち、北京医学専門学校を卒業。さらにドイツのヴュルツブルク大学医学部で法医学を専攻。帰国後、法医学研究所を開設。北平大学・中央大学・南京大学などで教鞭をとった。『法医学月刊』を創刊。長年にわたり法医学の研究と教育に従事し、中国の法医事制度の発展に努めた。

■丁福保（ていふくほ）〔一八七四〜一九五二〕〔301〕

清末〜共和国初の文人、医学者。江蘇無錫の人。字は仲祐《ちゅうゆう》（仲祜《ちゅうこ》とも）、号は疇隠《ちゅういん》。江陰南菁書院、蘇州東呉大学で数学等を学び卒業。ついで上海の制造局工芸学堂で化学を、東文学堂で日本語と医学を学んだ。京師大学堂訳学館で数学・生理学を教え、また上海に戻って医学を研鑽した。宣統元年（一九〇九）に医学考試に及第し、両江総督（江蘇省・安徽省・江西省の総督）の端方の委嘱のもと訪日し、帝国医科大学や附属医院、その他施設の医学状況を視察した。帰国して上海に医療施設を創建し、自ら臨床を行うとともに、医学書の出版も率先した。医界の要職に就き、中国伝統医学の科学化を唱え、西洋医学の導入を推進した。一方で中国古典籍に対する造詣も深く、その面での業績も少なくない。雑誌『中西医学報』の刊行に尽力し、編著の『丁氏医学叢書』では多くの日本医学書を翻訳して西洋医学の知識の普及に努めた。歴代伝統医学書の解題目録学書の『四部総録医薬編』、そのほか『説文解字詁林』、『仏学大辞典』、『古銭大辞典』、『歴代古銭図説』など幅広い分野の著書がある。

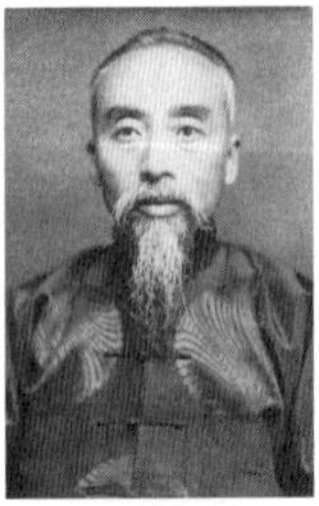

丁福保

参『漢方の臨床』58（4）

■余雲岫（ようんしゅう）

［一八七九～一九五四］［302］

民国時代の医学者・教育者。浙江鎮海の出身。名は巌《がん》、号は百之。一般に余巌の称でも通用する。若年で伝統医学を学び、上海で教員を務めた後、一九〇五年に公費で日本に留学。翌年東京物理学校（東京理科大学の前身）に入学し、傍ら日本に亡命中の*章太炎《しょうたいえん》（炳麟）に学び、一九〇八年に大阪医科大学（後の大阪大学医学部）に入学。一九一一年に帰国したが、一九一三年再来日、一九一六年に大阪医科大学を卒業して帰国。上海医院医務長、上海商務印書館編集員を経て、共和国成立後の一九五四年に没するまで、上海を中心に中国医学界の要職を任じた。一九三四～三九年には『中華医学雑誌』の主編者を務めた。清末から民国の中国動乱期、伝統医学廃止運動の先頭に立った人物で、一九一七年に出版された初期の代表作『霊素商兌』では、『*黄帝《こうてい》内経』を痛烈に批判し、伝統医学を排斥した。これに反し*惲鉄樵《うんてつしょう》らが伝統医学擁護の声を挙げ、一九五〇年毛沢東は中医存続を決断したが、余雲岫の権威は落ちなかった。その伝統医学に対する学識は並の中医師の比ではなかった。伝統医学に関しては『古代疾病名候疏義』（爾雅病疏・方言病疏・説文解字病疏・釈名病疏・広雅病疏・十三経病疏）、『医学革命論選』（毒薬弁・宋元以後本草薬理論・*神農《しんのう》本草三品異同考ほか一八論考）の名著があり、日本医学の影響も反映されている。㊫『漢方の臨床』66（3）

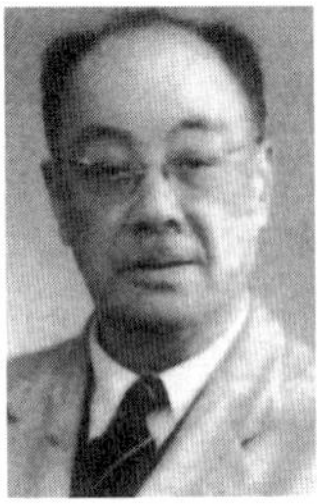

余雲岫

■洪式閭（こうしきりょ）〔一八九四〜一九五五〕

〔303〕

近代中国の寄生虫病学者。浙江省楽清の人。北平大学医学院病理学・寄生虫学の教授。杭州熱帯病研究所所長。共和国成立後には、浙江人民衛生実験院院長、浙江省衛生庁庁長、浙江医学院院長などの要職を歴任。一九五四年、共産党に入党。寄生虫病学の研究方法開発に貢献し、病理学・寄生虫病に関する著作をなした。

■陸淵雷（りくえんらい）〔一八九四〜一九五五〕〔304〕

清末から共和国初の医家。江蘇省川沙の人。字は彭年。当初は一般文学・理科の課目を修め、曁《き》南《なん》大学や持志大学などで教師を務める一方、医学を志し、*惲鉄樵《うんてつしょう》に就いて伝統医学を学び、上海の中医学校で『*傷寒論《しょうかんろん》』などの医籍を講義した。中国伝統医学の科学化を唱え、上海衛生局中医顧問などの職も務めた。日本の漢方研究を評価したため、その著書『傷寒論今釈』『*金匱要略《きんきようりゃく》今釈』には日本医書（『傷寒論集成』『傷寒論輯義』『傷寒論述義』『勿誤薬室方函口訣』『方機』など）の影響が濃厚に見られる。両書は当時の中国で大いに受け入れられた。

■曹炳章（そうへいしょう）〔一八七八〜一九五六〕〔305〕

清末〜中華人民共和国の医家。浙江省鄞《ぎん》県《けん》の人。字は赤電。父親の事情により紹興（浙江省）に転居。医学を修め、歴代の医書に博通し、臨床にも長けて名を挙げた。薬物学にも通じ、和剤薬局を管轄。雑誌『紹興医薬月報』『薬学衛生月報』の編集出版に尽力した。数多くの医学書を収集し、蔵書家としても知られた。多数の編著書があるが、とりわけ『中国医学大成』は、歴代の有用医書三六五種を集めた一大医学叢書で、一九三六〜三七年にその半数が刊行をみた。これらは近代中国伝統医学の存続に大きな役割を果たした。

■承淡安（しょうたんあん）〔一八九九～一九五七〕

近代中国の針灸家。江蘇江陰の人。父も針灸家。かつて清の太医院で針灸科が廃止されて以来、針灸が衰退している状況を憂い、針灸療法を研鑽し、一九三一年に『中国針灸治療学』を出版。中国針灸研究社や針灸学校を創設し、通信教育を行い、一九三三年には『針灸雑誌』を創刊して編集に携わった。一九三四～三五年に来日し、東京高等針灸学校（現呉竹学園東京医療専門学校）に学び、日本における針灸の学術と情報を収集し、多くの文献を中国に持ち帰った。日本で広く学ばれ、中国では埋没していた『*十四経発揮《じゅうしけいはっき》』を中国に広めたのもその一例である。著書『中国針灸治療学』は版を重ね、一九三七年には日本での収穫を取り入れた『増訂中国針灸治療学』が刊行された。現代中医学の針灸には日本の影響が濃厚である。参『針灸の歴史』162頁 〔306〕

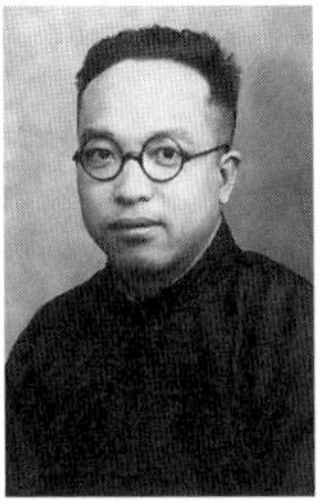

承淡安

■湯飛凡（とうひはん）〔一八九七～一九五八〕

近代の微生物学者。幼名は瑞昭。湖南省醴陵《れいりょう》の人。国立上海医学院細菌学教授を勤め、共和国成立後は北京生物製品研究所所長、中国科学院生物学部委員などの職に就いた。一九五五年、北京同仁医院の眼科医学者の張暁楼らと共にトラコーマの診断治療法研究に大きな成果を挙げた。 〔307〕

■李濤（りとう）〔一九〇一～一九五九〕[308]

近代中国の医史学者。河北省房山（現北京市）の人。字は友松。北京医学専門学校（のちの北京医学院・北京医科大学）を卒業。北京医学院教授などの職にあって、長きにわたり医学史の研究と教育に従事した。『医学史綱』などの著がある。

■伍連徳（ごれんとく）〔一八七九～一九六〇〕[309]

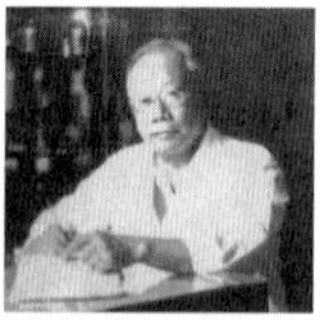
伍連徳

近代中国の公衆衛生学者・医史学者。広東省香山（中山）もしくは台山の人。字は星聯。一九一一年、瀋陽で開催された世界ペスト会議の会長に就任。一九一〇～一一年、一九二〇～二一年に中国東北各地で流行したペストの医療対策に貢献。著書に『論肺型鼠疫』『鼠疫概論』『中国医史』などがある。

■馬文昭（ばぶんしょう）〔一八八六～一九六五〕[310]

近代の細胞生理・病理学者。河北省保定の人。協和医学院・北京大学医学院の教授・院長。米国セントルイスのワシントン大学教授。共和国成立後は北京医学院教授、衛生部科学委員会委員、中国科学院生物学部委員、全国政協委員などの要職を歴任。細胞病理学の分野で成果を挙げた。

■侯宝璋（こうほうしょう）〔一八九三～一九六七〕 〔311〕

近代中国の病理学者・医学教育者。安徽省鳳台の人。斉魯大学医学院、華西協和大学医学院、香港大学医学院の教授を歴任。一九六二年、香港より北京に移り、中国医科大学副校長兼病理学教授となる。第四回全国政協委員。一九三〇年代に公刊された『病理組織学図譜』において肝臓病・腫瘤分野の研究に成果を挙げ、Clonorchiasis（肝吸虫症）と肝臓癌発症の因果関係を明らかにした。一九六〇年代には英国のロイ・キャメロンと共著で『胆汁性肝硬変』を発表。考古学や中国医学史に関しても一〇余篇の論文がある。

■謝志光（しゃしこう）〔一八九九～一九六七〕 〔312〕

近代中国の放射線医学者。広東省東莞の人。湘雅医学院を卒業後、米国ミシガン大学に留学。嶺南大学医学院院長。中華放射学会名誉会長、全国腫瘤学会副主任委員、中山医学院付属腫瘤医院院長・放射学教授を歴任。第三回全国人大代表。放射線診断学の分野において重要な業績を挙げた。

■張昌紹（ちょうしょうしょう）〔一九〇六～一九六七〕 〔313〕

近代中国の薬理学者。嘉定（上海市）の人。上海第一医学院薬理学教授。中国科学院薬物研究所学術委員、全国血吸虫病研究委員会薬物組組長、上海市科学技術普及協会副主席、『生理学報』副

主編などの職を歴任。『中薬的現代研究』『現代薬理学』『薬理学総論』『薬理学進展』などの著書がある。

■傅連暲（ふれんしょう）〔一八九四〜一九六八〕　[314]

近現代の医療行政家。福建省長汀の人。一九二七年、革命運動に加わり、一九三三年、中国工農紅軍に参加。一九三八年、中国共産党に入党。中央ソ連政府紅色医院院長、延安中央医院・陝甘寧辺区医院院長、中央革命軍事委員会衛生部副部長、中国人民共和国衛生部副部長、解放軍総後勤部衛生部副部長、中華医学会会長、全国政協常務委員などの職を歴任した。一九五五年、中将軍の称号を授与された。

■谷鏡汧（こくきょうけん）〔一八九六〜一九六八〕　[315]

近代中国の病理学者・医学教育者。浙江省余姚の人。一九二二年に上海の同済医学院を卒業。同年ドイツに留学し、医学博士号を取得。一九二五年帰国し、協和医学院病理科に勤務。一九二八年、*顔福慶《がんふくけい》らと共に中山大学医学院を創設し、病理学教授となる。共和国成立後、国立上海医学院病理学教授、中華医学会上海分会理事、病理学会主任、『中華病理雑誌』副総編集などの職務を担当。住血吸虫・線虫・ジストマ・結核・肝臓病研究に成果を挙げ、病理学分野の著述を残した。

■胡正詳（こせいしょう）〔一八九六〜一九六八〕〔316〕

近代中国の病理学者・医学教育者。江蘇省無錫の人。一九二一年、米国ハーバード大学医学部を卒業、医学博士号を取得。マサチューセッツ州立病院病理学科にて研究。一九二四年帰国。協和医学院、北京大学医学院の教授となった。共和国成立後、協和医学院、中国医学科学院の病理学教授、中華病理学会主任委員、中国医学科学院副院長の職を歴任し、病理学研究と教育に貢献した。第四回中国人民政治協商会議委員。

■梁伯強（りょうはくきょう）〔一八九九〜一九六八〕〔317〕

近代中国の病理学者。広東省梅県の人。上海の同済医学院を卒業後、ドイツに留学。帰国後、同済大学副教授、中山大学医学院教授兼病理研究所主任、中山医学院副院長、衛生部科学委員会委員、中国科学院生物学部委員などを歴任。一九五六年、中国共産党に入党。長年にわたり病理学の研究・教育に従事。とくに鼻咽癌の研究に業績を積んだ。

■顔福慶（がんふくけい）〔一八八二〜一九七〇〕〔318〕

近代中国の医学教育者・公衆衛生学者。上海の人。中山大学医学院、上海中山医院、澄衷肺病療養院の創建に尽力。一九一〇年より、湘雅医学院、協和医学院、上海医学院公共衛生学教授、副院

長、院長の職を歴任すること六〇年。その間、各地の伝染病・寄生虫病・煙害などの調査と予防・治療対策にあたり、論文を発表した。共和国成立後、第一～三回の全国人民代表大会代表と全国政協委員に選任。中華医学会の創設に寄与し、会長を務めるなど、中国の公衆衛生学の発展に足跡を残した。

■粟宗華（ぞくそうか）〔一九〇四～一九七〇〕〔319〕

近代中国の精神病学者。湖南省邵陽の人。長沙湘雅医学院を経て国立上海医学院を卒業ののち米国のジョンズ・ホプキンズ大学医学部に留学。帰国して国立上海医学院精神病学教授、上海市精神病防治院院長などを始めとする重職を歴任。一九五九年に共産党に入党。中国の現代精神病学の発展に寄与した。

■王吉民（おうきつみん）〔一八八九～一九七二〕〔320〕

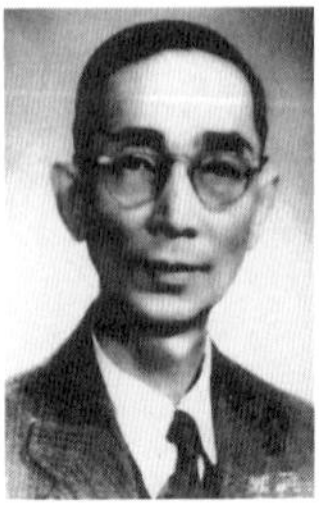
王吉民

近代の医史学者。広東東莞の出身。別名は嘉祥、号は芸心。一九一〇年に香港西医大学堂を卒業。後に中国伝統医学史の研究に傾注。一九三五年に中華医史学会の前身である医史委員会を組織。一九四七年には『医史雑誌』発刊の主編者となり、上海中医薬大学医史博物館の前身である中華医学会医史博物館の設立に尽力した。*伍連徳《ごれんとく》との共著に英文版『中国医史』（一九三二）などがある。

■沈克非（しんこくひ）〔一八九八〜一九七二〕［321］

近代中国の外科学者。浙江省嵊県《しょうけん》（嵊州）の人。名は賢亜。一九二四年に米国ケース・ウエスタン・リザーブ大学にて医学博士号を取得。協和医学院外科医師、南京中央医院外科主任・院長、上海医学院外科学教授、上海中山医院院長を歴任。共和国成立後、軍事医学科学院・上海第一医学院の副院長。第一〜第三回全国人民代表大会代表、全国医学科学委員会常務委員、中華医学会副会長の職を務めた。脳外科や住血吸虫病末期の脾臓切除手術の分野において顕著な業績を残した。

■程門雪（ていもんせつ）〔一九〇二〜一九七二〕［322］

近現代の医家。江西婺原《ぶげん》の人。名は振輝、字は九如、号は壺公。若くして歙県の汪蓮石、次いで孟河の*丁甘仁《ていかんじん》に就いて医を修めた。上海中医専門学校を卒業し、同校で教鞭をとるとともに広益中医院の医務主任を兼任。共和国成立後は上海中医学院の院長、上海市中医学会主任委員、全国人民代表大会代表など重職を務めた。

謝誦穆（しゃしょうぼく）〔一九一一〜一九七三〕［323］

近現代の医家。浙江省肖山の人。頴甫《えいほ》・仲墨とも称した。一九三一年に上海国医学院を卒業。陸《りく》*淵雷《えんらい》に師事し、雑誌『中医新生命』の編集を担当した。従来の葉天士《しょうてんし》*・呉鞠通《ごきくつう》*らの温病学説を痛烈に批判し、『温病論衡』（一九三六刊）を著した。一九五五年には北京に転じて中医研究院の活動に参画した。

陳文貴（ちんぶんき）〔一九〇二〜一九七四〕［324］

近代中国の微生物学者。四川省永川（重慶）の人。名は慍愧。一九二九年に華西協和大学卒業。国連衛生局ペスト考察員、軍政部第一防疫大隊長、中国赤十字会総隊部検験学指導員、寛仁医院長などを勤め、共和国成立後は、西南軍政委員会衛生部副部長、衛生部衛生防疫司司長、中国医学科学院流行病学研究所所長、四川医学院副院長などの職を歴任した。

蒲輔周（ほほしゅう）〔一八八八〜一九七五〕［325］

清末〜近現代の医家。四川梓潼《しどう》の人。家業の医を継承し、伝統医学による臨床を行い、内科・婦人科・小児科に通じ、急性熱性病の治療に長けた。共和国成立後は中医研究院の副院長、国家科医中医専題委員会の委員、中華医学会の常務理事等を歴任した。その臨床医案を門人が編集した『蒲輔周医案』『蒲輔周医療経験』などがある。

■陳邦賢（ちんほうけん）〔一八八九～一九七六〕〔326〕

近現代の医学史家。江蘇鎮江の人。字は冶愚・也愚、号は紅杏老人。若年より医書を読み、*丁福《ていふく》保《ほ》を師とした。民国八年（一九一九）に『中国医学史』を著し、翌年刊行された。一九二四年には来日して講演を行っている。江蘇省立医政学院で医学史を教え、ついで国立編訳館や中央衛生研究院医史研究室で医史学に従事し、一九五五年には中国中医研究院医史研究室の副主任となった。主著『中国医学史』は山本成之助の日本語訳により『支那医学史』と改題し一九四〇年に出版されている。

■王歴畊（おうれきこう）〔一九〇〇～一九七七〕〔327〕

近代中国の泌尿器外科学者。福建省古田の人。字は華田。福建協和大学を卒業。南京中央医院外科副主任、重慶中央医院外科主任、江蘇医学院教授・外科主任を歴任。共和国成立後、浙江医学院教授・外科主任となる。第二回全国政協委員。第二・三回全国人民代表大会代表。国際外科学会会員。長年にわたり医療と教育活動に従事し、泌尿器外科学界を主導した。

■呉紹青（ごしょうせい）〔一八九五～一九八〇〕〔328〕

近代中国の肺病学者。安徽省巣県（巣湖市）の人。一九二一年、長沙湘雅医学院を卒業。上海第一医学院教授・肺病学教研組主任となる。中国における臨床呼吸生理学の研究を主導。肺結核の臨床・予防に関して貢献した。

■楊簡（ようかん）〔一九一三～一九八一〕〔329〕

近現代の病理学者。広東省梅県の人。名は維昇。中山大学医学院副院長・代理院長、同済大学医学院・大連医学院・中国医学科学院実験医学研究所などの病理教研室で主任・教授の職を歴任。中国科学院生物学部委員、衛生部医学科学委員会委員、中華医学会常務理事・病理学会主任委員を務めた。腫瘍学の権威で、食道癌や子宮頸癌の早期検査と診断法の進展に寄与した。

■楊東岳（ようとうがく）〔一九三一～一九八一〕〔330〕

近代中国の外科学者。山東省歴城（済南）の人。別名は楊正。上海第一医学院教授、および骨科教研室・顕微外科研究室副主任、衛生部医学科学委員会顕微外科専題委員会委員、中華医学会理事、中華医学会骨科学会常務委員、上海市第五回政協委員などの職を歴任。一九五九年、中国共産党に入党。遊離身体組織の移植・縫合・再生手術に優れた業績を挙げた。

■**任応秋**（にんおうしゅう）［一九一四〜一九八四］〔331〕

近現代の中国伝統医学者。四川省江津県の人。字は鴻賓。幼少時より経書に親しみ、廖季平《りょうきへい》に入門。一七歳から医学を学び、二三歳で上海中国医学院に入学。共和国成立後の一九五七年に北京中医学院に移り、教鞭を執り続けた。政府の中医系役職を歴任。『*黄帝《こうてい》内経』『*傷寒論《しょうかんろん》』を始め歴代の医籍に博通し、中国伝統医学の理解には一派に偏することなく広視野に立つ必要性を説き、「中医各家学説」を主唱した。著書は多く、これらは没後百年に『任応秋医学全集』（二〇一五刊）としてまとめられた。

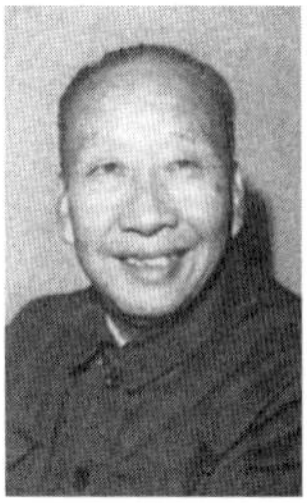
任応秋

㊫『漢方の臨床』30（6）3頁

■**陳存仁**（ちんぞんじん）［一九〇八〜一九九〇］〔332〕

近現代の医家。上海の人。名は承沅。商家に生まれ、八歳で父を失った。姚公鶴・*章太炎《しょうたいえん》に学び、*丁甘仁《ていかんじん》・丁仲英父子に就いて医を修め、上海中医専門学校を卒業。開業して内科・婦人科・針灸治療に長けた。中医存続運動に参加。一九三五年に『中国薬学大辞典』を主編・刊行。一九三六年には日本の歴代漢方の著作七二種を収録・翻印した『皇漢医学叢書』一四冊を刊行した。一九四九年、香港に移住。『中国医学史図鑑』（一九六八）ほかの著書があり、日本との交流を行

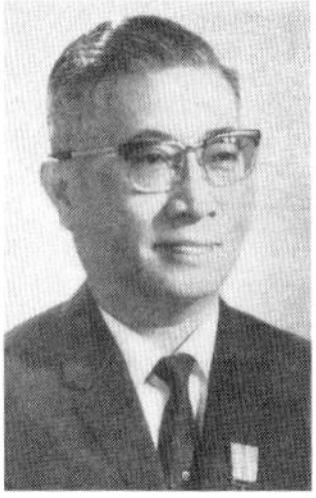
陳存仁

い、同時期に漢方の復権に尽力した医学者の矢数道明とも交際があった。

■許鴻源（きょこうげん）［一九一七〜一九九一］［333］

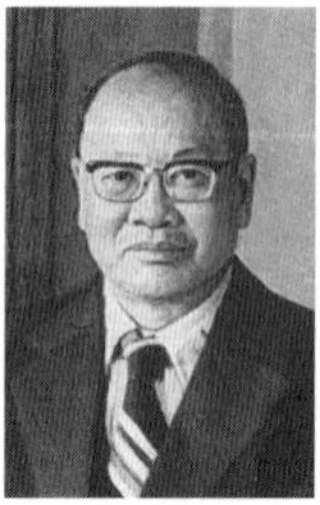
許鴻源

近現代の漢方研究家・生薬製剤企業家。台湾中部の出身。戦前日本の統治下、日本に留学し、明治薬専・東京帝国大学薬学科などに学び、戦後は京都大学で薬学博士号を取得した。日本の漢方製薬会社と提携して台湾で順天堂薬廠を経営し、生薬製剤の研究・普及・教育および企業活動に努めた。多数の著書や論文がある。

書籍編

【漢】

■漢書芸文志・方技（かんじょげいもんし・ほうぎ）〔一〕

『漢書』は西暦八〇年頃に班固が編纂した史書で、『史記』に次ぐ中国第二の正史である。その中に、二千年前に中国政府に存在した書物を記録した「芸文志」という部分がある。

古くは医学のことを「方技」と称した。方技とは元来、方法・手段・技術のことであるが、人命を扱う医は、とりわけ高度の技能が必要とされることから、漢代になると方技は医を意味するようになった。「漢方」とは漢（中国）の方技（医学）の意である。『漢書』芸文志では医書を方技書と言い、方技書を「医経」「経方」「房中」「神仙」の四つに分類し、総計三六書、八六八巻の存在を記している。

「医経」とは医学の総合理論書で、『*黄帝《こうてい》内経』一八巻、『外経』三七巻、『*扁鵲《へんじゃく》内経』九巻、『外経』一二巻、『白氏内経』三八巻、『外経』三六巻、『旁篇』二五巻がこれである。現伝するのは『黄帝内経』のみであるが、それも今の『黄帝内経』と同じである確証はない。「白氏」とは「伯氏」（*岐伯《きはく》）のことかも知れない。

「経方」とは薬物療法を主とする治療書、処方集である。『五蔵六府痺十二病方』三〇巻ほか計一一書、二七四巻を収録。『婦人嬰児方』一九巻といった婦人科・小児科の専門書や、『*神農《しんのう》*黄帝《こうてい》食禁』七巻のような食物禁忌を述べたと思われる食養書も含まれている。今日『*傷寒論《しょうかんろん》』も経方書といわれているが、それはこの「経方」に記される『湯液経法』三二巻などの延長線上にあると考えられるからである。

「房中」とは、男性の権力者のために書かれた性技による養生書である。この術は「陰道」とも呼ばれた。『容成陰道』二六巻をはじめ計八書、一八六巻が著録されている。これらもすべて失われてしまったが、その片鱗は日本の『医心方』や*馬王堆医書《まおうたいいしょ》中に残っている。

「神仙」とは、文字通り不老長寿を追求する術である。『上聖雑子道』二六巻ほか計一〇書、二〇五巻が収録。現在その流れを汲むものに『道蔵』という膨大な叢書に含まれる数多くの神仙書が伝えられている。有名な*葛洪《かっこう》の『抱朴子《ほうぼくし》』もその一つ。錬金術もこの分野に属する。「房中」や「神仙」は特異な秘術（禁方）で、治療書というよりむしろ積極的に健康を求める養生書というべきものである。

■馬王堆医書（まおうたいいしょ）　〔二〕

湖南省長沙の馬王堆三号漢墓（紀元前二世紀）から出土した複数の医学書の総称。従来、中国現存最古の医書は『史記』扁鵲倉公列伝とされてきたが、二〇世紀後半以降、中国の古墓から医学関係書が次々と出土し、新知見が加わった。湖北省江陵の「張家山医簡」、四川省成都の「天回医簡」、甘粛省武威の「武威医簡」ほかがあるが、一九七二～七四年に発掘された馬王堆医書は最も古く戦国時代に遡ると考えられる。次の一四種がある。

①『足臂十一脈灸経《そくひじゅういちみゃくきゅうきょう》』②『陰陽十一脈灸経』③『脈法』④『陰陽脈死候』⑤『五十二病方《ごじゅうにびょうほう》』⑥『養生方』⑦『雑療方』⑧『胎産書《たいさんしょ》』⑨『却穀食気《きゃくこくしょくき》』⑩『導引図《どういんず》』⑪『十問《じゅうもん》』⑫『天下至道談《てんかしどうだん》』⑬『合陰陽方《ごういんようほう》』⑭『雑禁方《ざつきんほう》』。一四種ともに原書名はなく、現代中国人学者による命名である。①②には十一脈の流注とその病変、灸治法が記され、『素問』『霊枢』の一部に通じる文章がある。本史料によって中国伝統医学の根幹理論である三陰三陽の成立過程が明らかになった。③④は脈法と診断法。⑤は一万字近くの文字があり、馬王堆医書中では最長。五二種の病気に対し、薬物療法を中心とした二七〇余種の医方を収載。古代中国の療病処方の実態を示している。⑥は養生、⑦は補益・小児・毒虫、⑧は産科、⑨は呼吸法を用いた保健、⑩は四〇数種の体操保健法を描いた図。以上は絹に墨で書かれた帛書・帛画。⑪以下は竹簡（一部に木簡）で、主として房中術（性技による養生術）が記されている。

発掘後、中国から簡略字体で『五十二病方』（文物出版社・一九七九）が出、写真版・繁字体釈文『馬王堆漢墓帛書（肆）』（文物出版社・一九八五）が出たが、これらには修復の誤りがままあった。⑤『五十二病方』については小曽戸洋・長谷部英一・町泉寿郎が高精度の復元に成功し『馬王堆出土文献訳注叢書・五十二病方』（東方書店・二〇〇七）を出版した。その後それを踏まえさらに一歩進めた写真版と注釈の『長沙馬王堆漢墓簡帛集成』（中華書局・二〇一四）が中国から出版され、馬王堆簡帛の全体的研究にはほぼ終止符が打たれた感がある。

ちなみに馬王堆医書と双璧をなすと思われる成都出土の『天回医簡（老官山医簡）』は扁鵲流の医方を伝えるとされ、写真版の公表が待たれる。

■神農本草経（しんのうほんぞうきょう）〔三〕

『神農本草経』の文章は伝存する最古の中国薬物知識である。＊神農《しんのう》の作に託されるが、著者・成立年など不詳。漢代、紀元前後頃の成立であろうと推定されている。

初めに薬物総論を説いた序録がある。本論は全三巻に分かち、一年の日数に合わせた三六五種の薬物が、上巻には上品（君薬・養命薬）一二〇種、中巻には中品（臣薬・養生薬）一二〇種、下巻には下品（佐使薬・治病薬）一二五種が収録されている。この薬効による分類を本草の三品分類という。各条には、別名・気味・産地・薬効の記載がある。とりわけ薬効に関する部分の漢文は句読が容易ではなく、訓読は難しい。

天然物には鉱物（無機物）・植物（有機物）・動物（有機物）があるが、本草の分類はこれとは関係なく、人間に対する作用の質で決まる。ただし、各品のなかでは、鉱物が品位が高く、植物がこれに次ぎ、動物性薬品は品位が低い。人間から遠い存在ほど品位が高く、人間に近い物ほど、いわば卑近な薬ということになる。人間の肉体に由来する薬（人部薬）はランクが低く、逆に玉（宝石）や金などの貴金属は上ランクの薬で、各品内では鉱・植・動物の順に並べてある。薬とはふつう少量で強い作用を持つ物質を言うが、広義には薬（本草）の概念には自然界に存在するあらゆる物質が含まれる。いきおい本草学は博物学へと展開していくこととなり、梁代の『本草経集注』（五〇〇年頃、七三〇種収載）、唐代の『*新修本草《しんしゅうほんぞう》』（六五九年、八三〇種）、宋代の『*証類本草《しょうるいほんぞう》』（一一〇八年、一七七四種）、明代の『*本草綱目《ほうんぞうこうもく》』（一五九〇年、一八九二種）へと膨張していった。

実は『神農本草経』自体は現存していない。完全本が伝存するのは『証類本草』以降。『本草経集注』の一部が敦煌とトルファンから出現。『新修本草』はおよそ半分が残存する。『神農本草経』は中国本草の核をなす書であるから、多くの復元本が作られた。有名なものでは明の盧復本（一六一六。日本では寛文三年に翻刻され用いられた）、清の孫星衍本（一七九九）、顧観光本（一八四四）、現代では尚志鈞本（一九八三）などがある。ただ中国では古医薬書の多くが失われ、日本では古本草資料の数々が伝わった。これらを駆使して作られた復元本に森立之《もりたつゆき》本（一八五四）があり、完成度は高く評価しうる。現代の『意釈神農本草経』（浜田善利・小曽戸丈夫、築地書館・一九七六）は顧観光本を底本としており、経文の解釈、そして薬物の現代天然物との同定についても確実性を欠く点が少なくない。

『神農本草経』における薬物名の表記は時代によって変化する。例えば漢字の「へん・つくり・かんむり・あし」などは古代ではまだ付されていないことが多く、時代を追うように連れてそれらが付加されていく傾向にある。以下に森立之復元本に準じ上品・中品・下品の薬物名を列挙する（ここでは漢字は必ずしも常用漢字に改めず、振り仮名も慣用音に従ったところも多く、一定の規範を主張するものではない）。森立之本は唐代の薬名表記に近いと思われる。漢代以前はこれよりもっと素朴で、宋代になると漢字の分類（複雑）化がさらに進み、現代の生薬名表記につながった。

〔上品〕 1 玉泉《ぎょくせん》 2 丹沙《たんしゃ》 3 水銀《すいぎん》 4 空青《くうせい》 5 曽青《そうせい》 6 白青《はくせい》 7 扁青《へんせい》 8 石胆《せきたん》 9 雲母《うんも》 10 朴《ぼく》消《しょう》 11 消石《しょうせき》 12 樊石《はなせき》 13 滑石《かっせき》 14 紫石英《しせきえい》 15 白石英《はくせきえい》 16 五色石脂《ごしきせきし》 17 大一禹餘粮《たいつうよりょう》 18 禹餘粮《うよりょう》 19 青芝《せいし》 20 赤芝《せきし》 21 黄芝《おうし》 22 白芝《はくし》 23 黒芝《こくし》 24 紫芝《しし》 25 赤箭《せきせん》 26 伏苓《ぶくりょう》 27 松脂《しょうし》 28 柏実《はくじつ》 29 箘桂《きんけい》 30 牡桂《ぼけい》 31 天門冬《てんもんどう》 32 麦門冬《ばくもんどう》 33 朮《じゅつ》 34 女萎《じょい》 35 乾地黄《かんじおう》 36 昌蒲《しょうぶ》 37 遠志《おんじ》 38 澤舄《たくしゃ》 39 署豫《しょよ》 40 菊華《きくか》 41 甘草《かんぞう》 42 人参《にんじん》 43 石斛《せっこく》 44 石龍芮《せきりゅうぜい》 45 石龍蒭《せきりゅうすう》 46 落石《らくせき》 47 王不留行《おうふるぎょう》 48 藍実《らんじつ》 49 景天《けいてん》 50 龍胆《りゅうたん》 51 牛膝《ごしつ》 52 杜仲《とちゅう》 53 乾漆《かんしつ》 54 巻柏《かんはく》 55 細辛《さいしん》 56 独活《どっかつ》 57 升麻《しょうま》 58 茈胡《さいこ》 59 房葵《ぼうき》 60 著《ちょ》実《じつ》 61 酸棗《さんそう》 62 槐実《かいじつ》 63 枸杞《くこ》 64 橘柚《きつゆう》 65 奄閭子《えんろし》 66 薏苡子《よくいし》 67 車前子《しゃぜんし》 68 蛇牀子《じゃしょうし》 69 茵陳蒿《いんちんこう》 70 漏蘆《ろうろ》 71 兎絲子《としし》 72 白莫《はくばく》 73 白蒿《はくこう》 74 肉縦容《にくじゅよう》 75 地膚子《じふし》 76 析蓂子《しゃくみゃくし》 77 茺蔚子《じゅういし》 78 木香《もっこう》 79 蒺藜子《しつりし》 80 天名精《てんめいせい》 81 蒲黄《ほおう》 82 香蒲《こうほ》 83 蘭草《らんそう》 84 雲実《うんじつ》 85 徐長卿《じょちょうけい》 86 茜根《せんこん》 87 營實《えいじつ》 88 旋華《せんか》 89 白兎藿《はくとかく》 90 青蘘《せいのう》 91 蔓荊実《まんけいじつ》 92 秦椒《しんしょう》 93 女貞実《じょていじつ》 94 桑上寄生《そうじょうきせい》 95 蕤核《ずいかく》 96 辛夷《しんい》 97 木欄《もくらん》 98 楡皮《ゆひ》 99 龍骨《りゅうこつ》 100 牛黄《ごおう》 101 麝香《じゃこう》 102 髮髮《はつはつ》 103 熊脂《ゆうし》 104 石蜜《せきみつ》 105 蠟蜜《ろうみつ》 106 蜂子《ほうし》 107 白膠《びゃくきょう》 108 阿膠《あきょう》 109 丹《たん》雄雞《ゆうけい》 110 鴈肪《がんぼう》 111 牡蠣《ぼれい》 112 鯉魚胆《りぎょたん》 113 蠡魚《れいぎょ》 114 蒲陶《ほとう》 115 蓬蘽《ほうるい》 116 大棗《たいそう》 117 藕実《ぐうじつ》 118 雞頭実《けいとうじつ》 119 白瓜《はくか》

子《し》 120 瓜蔕《かてい》 121 冬葵子《とうきし》 122 莧実《かんじつ》 123 苦菜《くさい》 124 胡麻《ごま》 125 麻蕡《まふん》
〔中品〕 126 雄黄《ゆうおう》 127 雌黄《しおう》 128 石鍾乳《せきしょうにゅう》 129 殷孼《いんげつ》 130 孔公孼《こうこうげつ》 131 石流黄《せきいおう》 132 凝水石《ぎょうすいせき》 133 石膏《せっこう》 134 陽《よう》
起石《きせき》 135 慈石《じしゃく》 136 理石《りせき》 137 長石《ちょうせき》 138 膚青《ふせい》 139 鉄落《てつらく》 140 当帰《とうき》 141 防風《ぼうふう》 142 秦艽《しんぎょう》 143 黄耆《おうぎ》 144 呉茱萸《ごしゅゆ》
145 黄芩《おうごん》 146 黄連《おうれん》 147 五味《ごみ》 148 決明《けつめい》 149 勺薬《しゃくやく》 150 桔梗《ききょう》 151 乾薑《かんきょう》 152 芎藭《きゅうきゅう》 153 蘼蕪《びぶ》 154 藁本《こうほん》 155 麻《ま》
黄《おう》 156 葛根《かっこん》 157 知母《ちも》 158 貝母《ばいも》 159 栝楼《かろ》 160 丹参《たんじん》 161 龍眼《りゅうがん》 162 厚朴《こうぼく》 163 猪苓《ちょれい》 164 竹葉《ちくよう》 165 枳実《きじつ》 166
玄参《げんじん》 167 沙参《しゃじん》 168 苦参《くじん》 169 続断《ぞくだん》 170 山茱萸《さんしゅゆ》 171 桑根白皮《そうこんはくひ》 172 松蘿《しょうら》 173 白棘《はくきょく》 174 狗脊《くせき》 175 萆解《ひかい》 176
通草《つうそう》 177 石韋《せきい》 178 瞿麦《くばく》 179 敗醬《はいしょう》 180 秦皮《しんぴ》 181 白芷《びゃくし》 182 杜若《とじゃく》 183 蘗木《ばくぼく》 184 枝子《しし》（梔子） 185 合歓《ごうかん》
186 衛矛《えいぼう》 187 紫威《しい》 188 無夷《ぶい》 189 紫草《しそう》 190 紫菀《しおん》 191 白鮮《はくせん》 192 白薇《はくび》 193 薇銜《びがん》 194 枲耳《しじ》 195 茅根《ぼうこん》 196 百合《ひゃくごう》
197 酸漿《さんしょう》 198 蠡実《れいじつ》 199 王孫《おうそん》 200 爵牀《しゃくしょう》 201 王瓜《おうか》 202 馬先蒿《ばせんこう》 203 蜀羊泉《しょくようせん》 204 積雪草《せきせつそう》 205 水萍《すいひょう》 206 海藻《かいそう》
207 假蘇《かそ》 208 犀角《さいかく》 209 零羊角《れいようかく》 210 羚羊角《れいようかく》 211 白馬茎《はくばけい》 212 牡狗陰茎《ぼくいんけい》 213 鹿茸《ろくじょう》 214 伏翼《ふくよく》 215 蝟皮《いひ》 216 石《せき》
龍子《りゅうし》 217 露蜂房《ろほうぼう》 218 樗雞《ちょけい》 219 蚱蟬《さくぜん》 220 白殭蠶《びゃくきょうざん》 221 木虻《もくぼう》 222 蜚虻《ひぼう》 223 蜚廉《ひれん》 224 桑螵蛸《そうひょうしょう》 225 䗪虫《しゃちゅう》
226 蠐螬《せいそう》 227 蛞蝓《かつゆ》 228 水蛭《すいてつ》 229 海蛤《かいごう》 230 亀甲《きこう》 231 鼈甲《べっこう》 232 鱓魚甲《だぎょこう》 233 烏賊魚骨《うぞくぎょう》 234 蟹《かい》 235 梅実《ばいじつ》 236
蓼実《りょうじつ》 237 蔥実《そうけい》 238 水蘇《すいそ》 239 大豆黄巻《だいずおうかん》
〔下品〕 240 青琅玕《せいろうかん》 241 礬石《はんせき》 242 代赭《たいしゃ》 243 鹵鹹《ろかん》 244 白悪《はくあ》 245 鉛丹《えんたん》 246 粉錫《ふんせき》 247 石灰《せっかい》 248 冬灰《とうかい》 249 大《だい》
黄《おう》 250 蜀椒《しょくしょう》 251 莽草《もうそう》 252 郁核《いくかく》 253 巴豆《はず》 254 甘遂《かんずい》 255 亭歴《ていれき》 256 大戟《たいげき》 257 澤漆《たくしつ》 258 芫華《げんか》 259 蕘華《ぎょうか》
260 旋復華《せんぷくか》 261 鉤吻《こうふん》 262 狼毒《ろうどく》 263 鬼臼《ききゅう》 264 萹蓄《へんちく》 265 商陸《しょうりく》 266 女青《じょせい》 267 天雄《てんゆう》 268 烏頭《うず》 269 附子《ぶし》 270 羊《よう》

躑躅《ていしょく》 271 茵芋《いんう》 272 射干《やかん》 273 鳶尾《えんび》 274 皀莢《そうきょう》 275 練実《れんじつ》 276 柳華《りゅうか》 277 桐葉《とうよう》 278 梓白皮《しはくひ》 279 恒山《こうざん》 280 蜀《しょく》漆《しつ》 281 青葙《せいそう》 282 半夏《はんげ》 283 款冬《かんとう》 284 牡丹《ぼたん》 285 防已《ぼうい》 286 巴戟天《はげきてん》 287 石南草《せきなんそう》 288 女菀《じょおん》 289 地楡《じゆ》 290 五加《ごか》 291 澤蘭《たくらん》 292 黄環《おうかん》 293 紫参《しじん》 294 藋菌《かんきん》 295 連翹《れんぎょう》 296 白頭公《はくとうこう》 297 貫衆《かんしゅう》 298 狼牙《ろうが》 299 藜蘆《しつり》 300 閭茹《ろじょ》 301 羊《よう》桃《とう》 302 羊蹄《ようてい》 303 鹿藿《ろくかく》 304 牛扁《ぎゅうへん》 305 陸英《りくえい》 306 白歛《びゃくれん》 307 白及《びゃっきゅう》 308 蛇全《じゃぜん》 309 草蒿《そうこう》 310 雷丸《らいがん》 311 洩疏《えいそ》 312 薬実根《やくじつこん》 313 飛廉《ひれん》 314 淫羊藿《いんようかく》 315 虎掌《こしょう》 316 莨菪子《ろうとうし》 317 欒華《らんか》 318 蔓椒《まんしょう》 319 藎草《じんそう》 320 夏枯草《かごそう》 321 烏韭《うきゅう》 322 蚤休《そうきゅう》 323 石長生《せきちょうせい》 324 姑活《こかつ》 325 別覊《べつき》 326 石下長卿《せきかちょうけい》 327 翹根《ぎょうこん》 328 屈草《くっそう》 329 淮木《わいぼく》 330 六畜毛蹄甲《ろくちくもうていこう》 331 麋脂《びし》 332 豚卵《とんらん》 333 燕矢《えんし》 334 天鼠矢《てんそし》 335 蝦蟇《がま》 336 石蠶《せきさん》 337 蛇蛻《じゃぜい》 338 呉公《ごこう》 339 馬陸《ばりく》 340 蠮螉《えいおう》 341 雀《じゃく》甕《おう》 342 彼子《ひし》 343 鼠婦《そふ》 344 螢火《けいか》 345 衣魚《いぎょ》 346 白頸蚯蚓《はっけいきゅういん》 347 螻蛄《ろうこ》 348 蜣蜋《きょうろう》 349 盤蝥《はんみょう》 350 地胆《じたん》 351 馬刀《ばとう》 352 貝子《ばいし》 353 杏核《きょうかく》 354 桃核《とうかく》 355 苦瓠《くこ》 356 水靳《すいきん》 357 腐婢《ふひ》

■黄帝内経素問（こうていだいけいそもん）　〔四〕

『黄帝内経』は最も古い中国医学古典で、陰陽五行論に則った医学理論が書かれ、針灸による治療術が述べられている。『黄帝内経』の名を冠する書としては今日『素問』『霊枢』『太素』『明堂』の四書が伝えられている。拙著『中国医学古典と日本』（塙書房・一九九六）にも詳記したが、二〇一四年、真柳誠『黄帝医籍研究』（汲古書院）が出た。「黄帝」の名を冠する『*甲乙経《こうおつきょう》』『難経』も含む。各書の沿革・書誌を詳しく知りたい方にはお薦めしたい。また内容に関しては丸山敏秋『黄帝内経と中国古代医学』（東京美術・一九八八）が参考になる。

『黄帝内経素問』の編著者や成立年は全くわからないが、*馬王堆医書《まおうたいいしょ》には『素問』『霊枢』の祖型とみられる文章があるから、春秋戦国時代以来の医学論文を編集して紀元前後（前漢末～後漢初）頃に成立したと考えられている。これはあくまで原型で、その後、追補・改変された文字・文章は少くないであろう。

『素問』はもともと全九巻、各巻九篇の全八一篇から成っていたといわれるが、今は若干欠けた部分があり、全二四巻もしくは全一二巻に再編されている。『素問』では生理・衛生・病理などの医学理論の解説に重きが置かれる。成立後、梁の*全元起《ぜんげんき》（五〇〇年頃）によって注解が施された。このときすでに一巻分が欠けていて全八巻であったという。

さらに唐の七六二年に*王冰《おうひょう》が全元起本を用い改訂した注解書を作った。王冰本という。その際、王冰は全元起本に欠損していた一巻分を師匠の家から見つけ出したと称して付け加えた。それが今の運気七篇である。運気七篇がいつ頃の作か、あるいは王冰自身の偽作かについては従来論議がある。ところが皮肉にも後世この運気篇が『内経』の中核理論として着目され、金元医学の花を開かせることになる。

中国で医学古典が印刷出版されるようになったのは一一世紀以降、今から一千年前のことである。それまでの本は手書きの巻物であった。『素問』は一〇六九年に宋政府編集院に設置された校

『素問』の篇目

1：上古天真論《じょうこてんしんろん》	28：通評虚実論《つうひょうきょじつろん》	55：長刺節論《ちょうしせつろん》
2：四気調神大論《しきちょうしんたいろん》	29：太陰陽明論《たいいんようめいろん》	56：皮部論《ひぶろん》
3：生気通天論《せいきつうてんろん》	30：陽明脈解《ようめいみゃくかい》	57：経絡論《けいらくろん》
4：金匱真言論《きんきしんげんろん》	31：熱論《ねつろん》	58：気穴論《きけつろん》
5：陰陽応象大論《いんようおうしょうたいろん》	32：刺熱論《しねつろん》	59：気府論《きふろん》
6：陰陽離合論《いんようりごうろん》	33：評熱病論《ひょうねつびょうろん》	60：骨空論《こつこうろん》
7：陰陽別論《いんようべつろん》	34：逆調論《ぎゃくちょうろん》	61：水熱穴論《すいねつけつろん》
8：霊蘭秘典論《れいらんひてんろん》	35：瘧論《ぎゃくろん》	62：調経論《ちょうけいろん》
9：六節蔵象論《りくせつぞうしょうろん》	36：刺瘧篇《しぎゃくへん》	63：繆刺論《びゅうしろん》
10：五蔵生成論《ごぞうせいせいろん》	37：気厥論《きけつろん》	64：四時刺逆従論《しじしぎゃくじゅうろん》
11：五蔵別論《ごぞうべつろん》	38：欬論《がいろん》	65：標本病伝論《ひょうほんびょうでんろん》
12：異法方宜論《いほうほうぎろん》	39：挙痛論《きょつうろん》	66：天元紀大論《てんげんきたいろん》
13：移精変気論《いせいへんきろん》	40：腹中論《ふくちゅうろん》	67：五運行大論《ごうんこうたいろん》
14：湯液醪醴論《どうえきろうれいろん》	41：刺腰痛論《しようつうろん》	68：六微旨大論《りくびしたいろん》
15：玉版論要篇《ぎょくはんろんようへん》	42：風論《ふうろん》	69：気交変大論《きこうへんたいろん》
16：診要経終論《しんようけいしゅうろん》	43：痺論《ひろん》	70：五常政大論《ごじょうせいたいろん》
17：脈要精微論《みゃくようせいびろん》	44：痿論《いろん》	71：六元正紀大論《りくげんせいきたいろん》
18：平人気象論《へいじんきしょうろん》	45：厥論《けつろん》	72：刺法論《しほうろん》（亡）
19：玉機真蔵論《ぎょくきしんぞうろん》	46：病態論《びょうたいろん》	73：本病論《ほんびょうろん》（亡）
20：三部九候論《さんぶきゅうこうろん》	47：奇病論《きびょうろん》	74：至真要大論《ししんようたいろん》
21：経脈別論《けいみゃくべつろん》	48：大奇論《たいきろん》	75：著至教論《ちょしきょうろん》
22：蔵気法時論《ぞうきほうじろん》	49：脈解篇《みゃくかいへん》	76：示従容論《ししょうようろん》
23：宣明五気篇《せんめいごきへん》	50：刺要論《しようろん》	77：疏五過論《そごかろん》
24：血気形志篇《けっきけいしへん》	51：刺斉論《しせいろん》	78：徴四失論《ちょうししつろん》
25：宝命全形論《ほうめいぜんけいろん》	52：刺禁論《しきんろん》	79：陰陽類論《いんようるいろん》
26：八正神明論《はっせいしんめいろん》	53：刺志論《ししろん》	80：方盛衰論《ほうせいすいろん》
27：離合真邪論《りごうしんじゃろん》	54：針解《しんかい》	81：解精微論《かいせいびろん》

『霊枢』の篇目

1：九《きゅう》針《しん》十《じゅう》二《に》原《げん》
2：本《ほん》輸《しゅ》
3：小《しょう》針《しん》解《かい》
4：邪《じゃ》気《き》蔵《ぞう》府《ふ》病《びょう》形《けい》
5：根《こん》結《けつ》
6：寿《じゅ》夭《よう》剛《ごう》柔《じゅう》
7：官《かん》針《しん》
8：本《ほん》神《しん》
9：終《しゅう》始《し》
10：経《けい》脈《みゃく》
11：経《けい》別《べつ》
12：経《けい》水《すい》
13：経《けい》筋《きん》
14：骨《こつ》度《ど》
15：五《ご》十《じゅう》営《えい》
16：営《えい》気《き》
17：脈《みゃく》度《ど》
18：営《えい》衛《え》生《せい》会《かい》
19：四《し》時《じ》気《き》
20：五《ご》邪《じゃ》
21：寒《かん》熱《ねつ》病《びょう》
22：癲《てん》狂《きょう》
23：熱《ねつ》病《びょう》
24：厥《けつ》病《びょう》
25：病《びょう》本《ほん》
26：雑《ぞう》病《びょう》
27：周《しゅう》痺《ひ》
28：口《こう》問《もん》
29：師《し》伝《でん》
30：決《けっ》気《き》
31：腸《ちょう》胃《い》
32：平《へい》人《じん》絶《ぜっ》穀《こく》
33：海《かい》論《ろん》
34：五《ご》乱《らん》
35：脹《ちょう》論《ろん》
36：五《ご》癃《りゅう》津《しん》液《えき》別《べつ》
37：五《ご》閲《えつ》五《ご》使《し》
38：逆《ぎゃく》順《じゅん》肥《び》痩《そう》
39：血《けつ》絡《らく》論《ろん》
40：陰《いん》陽《よう》清《せい》濁《だく》
41：陰《いん》陽《よう》繋《けい》日《じつ》月《げつ》
42：病《びょう》伝《でん》
43：淫《いん》邪《じゃ》発《はつ》夢《ぼう》
44：順《じゅん》気《き》一《いつ》日《じつ》分《ぶん》為《い》四《し》時《じ》
45：外《がい》揣《すい》
46：五《ご》変《へん》
47：本《ほん》蔵《ぞう》
48：禁《きん》服《ぷく》
49：五《ご》色《しょく》
50：論《ろん》勇《ゆう》
51：背《はい》腧《しゅ》
52：衛《え》気《き》
53：論《ろん》痛《つう》
54：天《てん》年《ねん》
55：逆《ぎゃく》順《じゅん》
56：五《ご》味《み》
57：水《すい》脹《ちょう》
58：賊《ぞく》風《ふう》
59：衛《え》気《き》失《しつ》常《じょう》
60：玉《ぎょく》版《はん》
61：五《ご》禁《きん》
62：動《どう》輸《しゅ》
63：五《ご》味《み》論《ろん》
64：陰《いん》陽《よう》二《に》十《じゅう》五《ご》人《にん》
65：五《ご》音《おん》五《ご》味《み》
66：百《ひゃく》病《びょう》始《し》生《せい》
67：行《こう》針《しん》
68：上《じょう》膈《かく》
69：憂《ゆう》恚《い》無《む》言《ごん》
70：寒《かん》熱《ねつ》
71：邪《じゃ》客《きゃく》
72：通《つう》天《てん》
73：官《かん》能《のう》
74：論《ろん》疾《しつ》診《しん》尺《しゃく》
75：刺《し》節《せつ》真《しん》邪《じゃ》
76：衛《え》気《き》行《こう》
77：九《きゅう》宮《きゅう》八《はっ》風《ぷう》
78：九《きゅう》針《しん》論《ろん》
79：歳《さい》露《ろ》論《ろん》
80：大《たい》惑《わく》論《ろん》
81：癰《よう》疽《そ》

正医書局において*林億《りんおく》等によって校訂され出版された。これは新校正本とか林億本などと称され、現伝『素問』の原本である。しかしその北宋版も、後に翻刻された南宋版も現伝しない。現伝『素問』の最古版は金刊本（北京図書館所蔵）であるが現存巻は半分ほど。現伝『素問』で最善とされるのは明（一六世紀）の顧従徳《こじゅうとく》本か無名氏本で、顧従徳本は日本経絡学会から一九九二年に影印本が出されている。『素問』の日本語訳注本は従来いろいろあるが、南京中医学院医経教研組『黄帝内経素問訳釈』（上海科学技術出版社・一九八一）を翻訳し訓読を付した『現代語訳 黄帝内経素問』（東洋学術出版社・一九九一～九三）が手ごろであろうと思う。現代語訳だけなら小曽戸丈夫『素問』（たにぐち書店・二〇〇六）が簡単。運気七篇は別に小曽戸丈夫『運気』（たにぐち書店・二〇〇六）としてある。『運気』は平易な文で書かれているが理解に難く、実用の面でも疑問が残る。『素問』について高度な理解を求めるなら、森立之《もりたつゆき》『素問攷注』（日本内経医学会・一九九八の活字本や自筆の影印本がある）が最も優れていると思われる。

■黄帝内経霊枢（こうていだいけいれいすう）［五］

『霊枢』は古来、針灸の経典とされ、『針経』と称された。陰陽五行説を基本とした理論が貫かれるものの『素問』とは若干趣を異にし、臨床的色彩（診断・治療・針灸手技）が濃い。また『素問』は複数の著者による論文集であるのに対し、『霊枢』は理論的によく纏まっている。全部で八一篇。現伝本は『素問』に合わせて二四巻本が多いが、昔は全九巻で『九巻』とも呼ばれた。『*傷寒《しょうかん》論《ろん》』*張仲景《ちょうちゅうけい》序に「素問・九巻…」とある「九巻」は今の『霊枢』に類似する本かと思われる。『針経』は古くに日本に渡来し、『大宝律令』では針生《しんしょう》（針灸を専攻する官学の学生）の教科書に指定されている。

『針経（霊枢）』は*林億《りんおく》等が『素問』を出版した一一世紀半頃には残欠本になってしまっていた。そのため林億等の校正医書局では出版は叶わなかった。その後高麗から写本が戻され、一〇九三年に至って初めて出版された。

『霊枢』の宋版は伝存しない。現伝最古は元版であるが、元版は概して善本ではない。明版は種々あるが、現在最善とされるのは無名氏刊本と呼ばれる版で、日本経絡学会の影印本（一九九二）がある（内藤湖南旧蔵・杏雨書屋現蔵）。日本語訳注本は、南京中医学院中医系『黄帝内経霊枢訳釈』（上海科学技術出版社・一九八六）を翻訳し訓読を付した『現代語訳 黄帝内経霊枢』（東洋学術出版社・一九九九～二〇〇〇）がある。現代語訳だけなら小曽戸丈夫『霊枢』（たにぐち書店・二〇〇六）が簡単。

■黄帝内経太素（こうていだいけいたいそ） 〔六〕

『黄帝内経太素』は初唐の道家で通直郎守太子文学の官職にあった*楊上善《ようじょうぜん》が、当時伝わった『素問』と『針経（霊枢）』の文章を解体して類別に組み直し、さらに注釈を加えて作った『黄帝内経の一テキストである。この『太素』経文を『漢書』芸文志の諸子の陰陽家に著録されている「黄帝泰素二十篇」に比定したり、古くから存在した『太素』経文を分割して『素問』『霊枢』が作られたとする説もあるが、当を得ない。また楊上善は従来隋人とされてきたが多紀元堅・小島宝素らは唐人と判定した。その撰述期は七世紀後半と推定されている。楊上善は『霊枢』の経文にまで注を付けた初めての人で、『太素』はおそらく八世紀半頃に遣唐使によって日本に齎され、天平宝字元年（七五七）の勅令で医学教科書の筆頭に指定、従来の『素問』『針経』に取って代わった。

『太素』の伝来は特異で、当の中国で失われ、日本で残ったいわゆる佚存書である。天平の勅令以降、『太素』の医学教科書としての役目は約五百年も続いたが、一三世紀末に*林億《りんおく》等新校正注『素問』南宋刊本が舶載されて以降、『黄帝内経』のテキストは再び『素問』『霊枢』に戻り、『太素』は埋没した。

久しく世から姿を消していた『太素』が出現したのは江戸時代の文政年間（一八一八～三〇）のこと。京都の名刹仁和寺秘庫の丹波頼基（康頼の八代の孫）仁安二～三年（一一六七～六八）古鈔本の存在を福井榕亭が知るところとなったのがきっかけである。福井は京都の名医で、仁和寺の坊官とも姻戚関係にあった。福井は仁和寺から①巻二十七、②巻二十一、③巻三・巻一四・巻一二の残巻類を相次いで入手し、文政三年（一八二〇）に①巻二十七を摸刻した冊子を刊行し世に公開した。従来中国でも日本でも『黄帝内経』（『素問』『霊枢』のみならず『難経』『*脈経《みゃくきょう》』『*甲乙経《こうおつきょう》』などすべて）は宋刊本由来の印刷物によるテキストしかなく、唐鈔本の旧姿は窺うべくもなかった。こうした背景から『太素』の発見は『黄帝内経』の研究に重大な影響を及ぼすことになる。

幕末には江戸で考証医学者による『太素』研究の成果がいくつも世に出た。『黄帝内経』の研究が中国をはるかに凌ぐほどの水準に達したのは『太素』の出現に負うところが大きい。明治時代には日本に来た中国人学者が『太素』の存在に驚き、写本を持帰って、清〜民国〜共和国時代に何種もの『太素』が出版物となった。以下に昭和〜現在の日本における『太素』研究のトピックを列挙する。

昭和一八年（一九四三）、矢数有道が『漢方と漢薬』に「国宝仁和寺蔵本黄帝内経太素に関する研究」を発表した。これが現代における『太素』研究の嚆矢である。有道は矢数道明の弟。本論文執筆直後に有道は軍医として中国に出征し、当地で戦病死して帰らぬ人となった。

戦後の文化財保護法により昭和二七年（一九五二）、仁和寺本『太素』は新国宝に指定。石原明は昭和二九年度の文部省科学研究費の交付を受け研究を開始。

昭和三一年（一九五六）、石原明は東亜医学協会の『漢方の臨床』三巻九・一〇合併号に「内経の真本、国宝黄帝内経太素に関する書誌学的考察」を発表した。若干の問題点はあるものの、三〇歳そこそこという石原の年齢と当時の状況を考えると評価に値する論文である。

昭和五六年（一九八一）、小曽戸洋監修『東洋医学善本叢書』に仁和寺本『太素』が収録、初めて影印出版された。

昭和六二年（一九八七）、小曽戸丈夫『意釈黄帝内経太素』築地書館より刊行。丈夫はかつて中国戦地で矢数有道の漢方講義を受けたことがある。

平成一九年（二〇〇七）、武田科学振興財団より同館所蔵の仁和寺本『太素』巻二一・巻二七がカラーで影印出版。宮川浩也・荒川緑・左合昌美らによる翻字注付き。

平成二六年（二〇一四）、真柳誠が著書『黄帝医籍研究』で『太素』と楊上善に関する考察を進めた。

令和三年（二〇二一）、以前より行方不明であった仁和寺本『太素』巻三・巻一四・巻一二の残紙計六紙（巻子装。福井崇蘭館～神田喜一郎旧蔵）がついに出現。杏雨書屋の蔵に帰した。

『太素』は全三〇巻中およそ二五巻分が現存する。筆者は幸運にも四〇年にわたりその全部の実物の検分に立ち会えた。

■黄帝内経明堂（こうていだいけいめいどう）　［七］

『黄帝内経明堂』は上述の『素問』『霊枢』『太素』とは同類の文章ではなく、針灸治療に必要不可欠な経脈・経穴について詳述した典籍である。『明堂』の原本はすでに漢代には存在したらしいが、ここで言う『明堂』は前述の『太素』を編注した初唐の楊上善《ようじょうぜん》*による『黄帝内経明堂（類成）』一三巻のことである。楊上善は「『太素』は医学総論であり、実際の針灸臨床に用いる経脈・

経穴を解説した『明堂』と相俟ってこそ真髄に達する」としてこの『明堂』を編注した。巻一～巻一二は太陰肺経～厥陰肝経の一二正経脈がそれぞれ充てられ、巻一三は奇経八脈《きけいはちみゃく》で、計一三巻となる。

楊上善の『明堂』は『太素』と同じく埋没の運命を辿ったが、仁和寺『太素』の出現とともに鎌倉時代の永仁四年（一二九六）と永徳三年（一三八三）の巻一写本が姿を現した（現在国宝）。

さらに筆者は前田育徳会尊経閣文庫に仁和寺の永仁・永徳本をはるかに上回る善本の『明堂』巻一〔文永元年（一二六四）和気種成鈔本〕（重要文化財）を見出し、平成四年（一九九二）に北里東洋医学総合研究所から影印・解説付で出版した。これによって従来損傷していた序文などの欠字が一字残さず読めるようになった。

ただし現存する『明堂』は序文と巻一の肺経のみにすぎない。しかし『明堂』は旧来『*甲乙《こうおつ》経《きょう》』『千金方《せんきんほう》』『*外台秘要方《げだいひようほう》』などに引用文があり、これを解析し再構成すればかなりの精度で復元が可能である。こういう手段を用いて従来日本でも中国でも復元の試みがなされてきた。私見ではあるが、小曽戸丈夫・宮川浩也・小林健二等による日本内経医学会編『黄帝内経明堂』（北里東医研医史研刊・一九九九）が良いと思われる。『明堂』の書誌研究については拙著『中国医学古典と日本』（塙書房・一九九六）の第一章四節に詳記してある。

■黄帝八十一難経（こうていはちじゅういちなんぎょう）　［八］

本書は古来、単に『難経』あるいは『八十一難』『八十一難経』と呼ばれることが多い。*扁鵲《へんじゃく》（秦越人）の作に託されるが、事実上『*黄帝《こうてい》内経』（『素問』『霊枢』）の解説書とも見做されるから、後漢頃の作と考えられる。

『難経』の経文（本文）自体の文字数は少ない。筆写するのに一日もかからないであろう。しかし書かれている内容はそう簡単ではない。よって、昔から呉の*呂広《りょこう》、唐の*楊玄操《ようげんそう》、北宋の丁徳用・虞庶・楊康侯らが注釈を加えてきた。それらも皆滅んだが、北宋の*王惟一《おういいつ》『難経集註』に引用がある。現存の『難経』のテキストは『難経集註』を原本とするが、日本の江戸時代には元の*滑寿《かつじゅ》（滑《かつ》伯仁《はくじん》）による『*難経本義《なんぎょうほんぎ》』が医家の必読書として広く流布し、『難経』といえば『難経本義』を指した。以上については、拙著『針灸の歴史』（大修館書店・二〇一五）に述べてある。

楊玄操による改篇では、①経脈診候《けいみゃくしんこう》（一～二四難）、②経絡大数《けいらくだいすう》（二五～二六難）、③奇経八脈《きけいはちみゃく》（二七～二九難）、④栄衛三焦《えいえさんしょう》（三〇～三一難）、⑤蔵府配像《ぞうふはいぞう》（三二～三七難）、⑥蔵府度数（三八～四七難）、⑦虚実邪正（四八～五二難）、⑧蔵府伝病（五三～五四難）、⑨蔵府積聚《しゃくじゅ》（五五～五六難）、⑩五泄傷寒（五七～六〇難）、⑪神聖工巧《しんせいこうこう》（六一難）、⑫蔵府井兪《せいゆ》（六二～六八難）、⑬用針補《ようしんほ》瀉《しゃ》（六九～八一難）の一三類に分類。元の呉澄は①論脈（一～二二難）、②論経絡（二三～二九難）、③論蔵府（三〇～四七難）、④論病（四八～六一難）、⑤論穴衜《ろんけつどう》（六二～六八難）、⑥論針法

（六九～八一難）に分類している。

『難経』と『素問』『霊枢』との内容関係を示せば次のようである。一難（素一一・一七・二〇、霊一五・七六）、二難（素一七）、三難（素九、霊九・四八）、七難（素一八・七四・七九）、一〇難（霊四）、一一難（霊五）、一二難（霊一・三）、一三難（素五、霊四・三七・四九・七四）、一五難（素一八・一九）、一六難（霊四・一〇）、一八難（素二〇）、二二難（霊一〇）、二三難（素七・一六・一七・七四、霊九・一〇・一六・一七・四八）、二四難（霊一〇）、二五難（霊一〇）、三〇難（素四三、霊一六・一八・四七・五二・五六・七一・八一）、三一難（素八・三九・、霊四・一八・三六・四七・五六・八一）、三四難（素二三、霊八・一七・七八）、三五難（素八・二一、霊二・一八・三三）、三七難（霊一七）、四〇難（素二三、霊七八）、四二難（霊三一・三二）、四三難（霊三二）、四四難（霊六九）、四六難（霊一八）、四七難（霊四）、四八難（霊七七・七九）、四九難（素二三・三九・四二、霊四）、五三難（素一六・一九・六五、霊四二）、五五難（素三九、霊六六）、五六難（霊六六）、五八難（素三一・四二、霊二二）、五九難（霊二二）、六〇難（霊二四）、六一難（素七四・霊四）、六二難（霊一・二・五）、六三難（霊一・四四・七一）、六四難（霊二）、六五難（霊一・二）、六六難（霊一）、六七難（素二四、霊五一）、六九難（霊一〇）、七〇難（素一六・二八・六一・六四、霊二一・九・二一・四四）、七一難（素五〇・五一）、七二難（霊一）、七四難（霊四四）、七六難（素二六・二七・六二、霊一・五一・七一・七三）、七七難（霊五五）、七八難（素二六・二七・六二、霊一・五一・七一・七三)、七九難(霊一)、八〇難(素二六・二七・六二、霊一・五一・七一・七三)。

『難経集註』のテキストについては筆者に未発表の詳考があるが、長いので割愛する。二〇一〇年、森立之《もりたつゆき》旧蔵の古鈔本『難経集註』の影印本が刊行された(北里東洋医研医史研)。内容を簡単に窺うなら小曽戸丈夫の口語訳『難経』(たにぐち書店・二〇〇七)がある。

■傷寒論(しょうかんろん)

[九]

『傷寒論』ほど長年にわたり信奉され、また思うがままに改竄され利用された古医書はほかにないであろう。

『傷寒論』の成立を三世紀初とする通説は、*張仲景《ちょうちゅうけい》が自ら書いたという序文の「建安紀年(西暦一九六年か)以来猶未十稔……」という記述に拠るもので、他に根拠はない。同じ序文中に「為傷寒雑病論合十六巻」とあることから、原書名は『傷寒雑病論』だとする説が生まれたが、これは書名ではなく、「傷寒と雑病の論、合わせて十六巻を為《つく》る」と読むべきではあるまいか。『*小品方《しょうひんほう》』(五世紀後半)の著者・*陳延之《ちんえんし》は漢の張仲景を絶賛し、多くの処方を引用している。旧来張仲景の書はまとめて「張仲景方」と呼ばれていた。『小品方』には「張仲景弁傷寒幷方九巻」と「張仲景雑方八巻」からの引用がある。前者が『傷寒論』の旧姿、後者は『*金匱要略《きんきようりゃく》』の旧姿と思われる。

傷寒の部分が『傷寒論』と称されるようになったのは唐代からで、唐の律令の開元二十五年令（七三七）からは医師国家試験の教科書の一つに指定された。

『傷寒論』が初めて印刷物となったのは北宋の一〇六五年（大字本）。政府の編集院校正医書局の担当官、*高保衡《こうほこう》・孫奇・*林億《りんおく》等によってである。これが現伝本『傷寒論』の唯一の祖本で、いわゆる康治本・康平本・桂林白雲閣本といえども例外ではない。北宋の校刊がなければ『傷寒論』はこの世に残りえなかった。一〇八八年には第二版（小字本）が出た。これによって『傷寒論』の研究熱が高揚し、以後数々の注解・研究書が著された。なかでも*成無己《せいむき》の『注解傷寒論』（一一四〇年代）は最も流布し、後世に影響を及ぼした。日本の江戸時代に『傷寒論』のテキストとして通行した香川本『小刻傷寒論』も成無己本に依る。

元末〜明初（一四世紀）には*王履《おうり》が『*医経溯洄集《いけいそかいしゅう》』を著し、『傷寒論』の文章のうち自説に合う条文を張仲景の正しい原文とし、自説に不都合な条文を*王叔和《おうしゅくわ》ら後人の竄入として排除する手法を発案した。王叔和を罪人とするイメージはここに出来上がった。明末〜清初に登場した錯簡重訂派（*方有執《ほうゆうしつ》『傷寒論条弁』・*喩昌《ゆしょう》『傷寒尚論篇』・*程応旄《ていおうぼう》『傷寒論後条弁』など）はそれを敷衍した。日本の古方派は日本独自の発想とする説があるが、実はこれら中国の一連の書に触発され追従したのである。復古と称しつつ自己主張のために『傷寒論』を歪曲したとの批判も否めない。

北宋の時点で『傷寒論』の異本として、やはり張仲景の書に由来するとされる『金匱玉函経』という書も伝わった。これは『傷寒論』研究上重要な資料であると認識した林億等は『傷寒論』を刊行した翌年の一〇六六年に『金匱玉函経』を刊行している。

従来『傷寒論』『金匱玉函経』『金匱要略』の書誌研究は不充分で、これらの善本は刊行されたことがなかった。筆者と真柳誠はそれを解決すべく、一九八八年に*趙開美《ちょうかいび》本『傷寒論』・陳世傑本『金匱玉函経』・鄧珍本『金匱要略』を燎原書店から影印出版した。二〇〇九年にはさらに善本性を求めて日本東洋医学会から『善本翻刻　傷寒論・金匱要略』を刊行した（傷寒金匱編刊小委員会編）。これで『傷寒論』『金匱要略』の書誌研究には一定の終止符が打たれたと考えている。

［一〇］

■金匱要略（きんきようりゃく）

『金匱要略』は『*傷寒論《しょうかんろん》』の姉妹篇とも言うべき書で、「傷寒雑病論」の雑病の部、『*小品方《しょうひんほう》』の引用する「*張仲景《ちょうちゅうけい》雑方」に由来する薬剤処方集である。『傷寒論』ほど改竄がくり返された古医書はないが、『金匱要略』ほど複雑な伝承経緯をもつ古医書も珍しい。ここに詳細は略すが（拙著『中国医学古典と日本』もしくは『漢方の歴史』参照）、北宋の校正医書局において*林億《りんおく》等は当時の伝本「仲景金匱玉函要略方」を改編して『金匱要略（方論）』三巻を作り、一〇六六年に『傷寒論』『金匱玉函経』に引き続き刊行した。『傷寒論』が急性熱性の感染症を扱っているのに対し、本書では、循環器障害・呼吸器障害・泌尿器障害・消化器障害・皮膚科疾患・婦人科疾患から精神疾患、さらに救急治療法から食物の摂取障害にまで及んでいる。葛根《かっこん》湯や小柴胡湯など『傷寒論』に重出する処方は少なくないが、大建中湯・八味丸（八味腎気丸）・当帰《とうき》芍薬散・桃核《とうかく》承気湯など、現代漢方で頻用され『金匱要略』に由来する薬剤処方は数多い。

現伝テキストは元の鄧珍刊本が最も古い。鄧珍本は日本には無く、従来世に知られなかったが、小曽戸・真柳がこれを北京大学図書館に見い出し、一九八五年に同館よりマイクロフィルムとその影印出版許可を得、一九八八年に燎原書店から刊行した。また、前述の日本東洋医学会二〇〇九年刊『善本翻刻　傷寒論・金匱要略』には鄧珍本を収録するとともに、近年新たに発見された明写本小字本系『金匱要略』も収録してある。

【三国・六朝】

■脈経（みゃくきょう）

［一一］

『脈経』は西晋の王叔和《＊おうしゅくわ》の撰になる医論集で、現伝本は全一〇巻。西暦二八〇年頃の成立。本書は文字通り脈診を始めとする診断法、さらには経絡の概念や治療原則についても記した総合医学書である。全部で九八篇、総計六万六千字弱から成る。当時伝存した漢代までの医籍を再整理し編成した書で王叔和自身の作文はほとんどないと思われる。『素問』『霊枢』『難経』『傷寒論《＊しょうかんろん》』『金匱玉函経』『金匱要略《＊きんきようりゃく》』の現存医学古典と対応する類文が過半を占め、これら典籍の校勘資料としても必須の文献である。ことに巻七・巻八・巻九の三巻は古態の『張仲景方《＊ちょうちゅうけい》』に由来すると考えられる。巻七は傷寒の部で、条文分類法は三陰三陽による六経分類ではなく、発汗・吐・下など治療法による可不可分類となっており、『金匱玉函経』よりも詳しい。三陰三陽分類が古いか、可不可分類が古いかは議論の分かれるところである。巻八・巻九は雑病の部で、小児篇もあり、現伝本『金匱要略』を補遺する恰好の資料である。巻一〇のみは旧来の古文とは認め難い。他の部分には扁鵲《＊へんじゃく》流や華佗《＊かだ》流医書の遺論・遺方の佚文が含まれている。

とはいえ、現伝本は北宋における校刊（校正医書局大字本は一〇六八年、国子監小字本は一〇九六年）を経ており、成立から校刊までの約八百年間の変遷については窺うべくもない。さらに南宋で広西漕司本（一二〇九）と＊何大任本《かたいにん》（一二一七）とに分かれ、明版を経て伝えられており、現伝本では明仿宋何大任本が善本とみられるが、諸本間には文章・文字の出入りが多少あり、広西漕司本系にも捨てがたい点がある。

従来『脈経』と他典籍との対経研究はなかった。これを行うには『素問』『霊枢』『難経』『傷寒論』『金匱要略』の文章を諳んじていなければできない。現在ではパソコンを活用すれば可能であろうが、意味が同じで文体が異なる字句までの照合は人間の頭脳には及ばないであろう。書誌研究を含め、詳細は拙稿「『脈経』総説」（『東洋医学善本叢書』第八冊所収、一九八一）に記してある。

■甲乙経（こうおつきょう・こういつきょう）

［一一］

『甲乙経』は＊王叔和《おうしゅくわ》と同時代の西晋の＊皇甫謐《こうほひつ》が三世紀後半に編纂したとされる針灸医学書で、正式書名は『＊黄帝三部針灸甲乙経《こうていさんぶしんきゅうこうおつきょう》』である。各巻を甲乙丙丁…の十干に配当したためこの名があるが、現伝本は全一二巻に改変されている。「黄帝三部」とは漢代に成立した『素問』『九巻（針経・霊枢）』『明堂』の三書を指し、これらを身体部位・病気・事類別に再編集したものである。『太素』や『＊類経《るいけい》』と違って皇甫謐による注解はない。針灸学の典範として後世尊ばれた。日本へは七世紀に伝来し、大宝律令で医生の教科書に指定された。『素問』『霊枢』の校勘資料として有用であり、特に『明堂』を引用した部分は失われた『明堂』を復元する上で貴重な材料となる。

ただ現伝本は『脈経《*みゃくきょう》』と同様に北宋における校刊（一〇六九）を経由しており、古態が損われている可能性がある。さらに宋刊本も伝わらず、現伝本の明藍格抄本・医統正脈本の間には差異があって一長一短、甲乙は付けがたい。

■肘後備急方（ちゅうごびきゅうほう）〔一一三〕

東晋の葛洪《*かっこう》の原撰になる医方集（四世紀前半）で、原書名は『肘後救卒方』、全三巻。のち西暦五〇〇年頃、梁の陶弘景《*とうこうけい》により補訂されて『補闕肘後百一方』三巻、あるいは『補肘後救卒備急方』六巻となった。現伝本はさらに金の楊用道の校改（一一四四序）を経た『肘後備急方』八巻本で、明の『正統道蔵』（一四四七刊）に『葛仙翁肘後備急方』と命名され編入された。「肘後備急」とは救急ポケットハンドブックといった意味で、一般庶民の利用に供すべく、処方構成は簡単で、ありふれた薬物を用いている。灸法は多く取り入れているが、灸点の取り方は素人でも可能な法を示し、難しい経脈名や経穴名は言わない。針は素人は危険だから使わない。むろん陰陽五行などの理屈は揑ねない。これが本書の特徴であるが、伝承経緯から葛洪・陶弘景・楊用道の文章の区別が曖昧な部分がある。詳細は拙著『中国医学古典と日本』参照。近年、沈澍農による校注書が人民衛生出版社（二〇一六）から出た。

■小品方（しょうひんほう）

『小品方』古鈔本巻一残巻の発見は、筆者の研究生活の中でもとりわけ際立った出来事だった。一〇六〇年代に重要医学典籍を続々と刊行し、今日の伝統医学の素地を作った*林億《りんおく》等は、「臣嘗て唐令を読み、其の制を見るに、医たる者は皆、*張仲景《ちょうちゅうけい》の『傷寒』、*陳延之《ちんえんし》の『小品』を習う。張仲景の書は今なお世に存すれば、以て迹するを得。其の法たる起死の功有らざる莫し。類を以てこれを推せば、即ち『小品』も亦た仲景の比ならん。常に痛む、其の遺逸して余無きを」と『小品方』を絶賛し、その佚亡を嘆じている。すでに千年前に中国で失われた秘籍を筆者は発見する幸運に恵まれたのである。筆者は早くから『*外台秘要《げだいひよう》方』や『医心方』を解体して漢～唐の失伝医書を復元する作業を行っていた。一九八四年一二月八日に前田育徳会尊経閣文庫に所蔵される「経方小品」なる古巻子本を見たとき、初めの二行が欠けてはいるものの、すぐにこれが『小品方』巻首の残巻であることが判った。林億等の言にあるように唐令に指定され、日本の大宝律令下でも医師の必修書となった。日本に残りえたのはそのためである。

尊経閣本は巻一残巻とはいえ、陳延之の序文、引用文献の数々、全体の総目録、薬剤運用の総論、巻一本文の前半が書かれており、『小品方』の全体が明らかになった。従来『小品方』は東晋の書とされていたが、劉宋の西暦四五四～四七三年の間にあることが確定。内容は巻一～六が種々の急性・慢性病の対応処方、巻七は婦人、巻八は小児、巻九は寒食・服石、巻一〇は救急、巻一一は本草、巻一二は灸法であることが判明した。針法は無い。

この尊経閣本は一九九二年に北里東医研20周年記念としてカラーで影印、翻字注・解説付きで出版。中国でも大きな反響を呼んだ。拙著『中国医学古典と日本』参照。

【隋・唐】

■諸病源候論（しょびょうげんこうろん）　〔一五〕

隋の*巣元方《そうげんぽう》らが大業六年（六一〇）に煬帝の勅を奉じて編纂した中国伝統医学における唯一の病因・病理・病態学全書。「病源論」「病源候論」とも称される。全五〇巻で一七二六項目から成る。内容の大綱は次の通り。

風（巻一・二）、虚労（巻三・四）、腰背（巻五）、解散（巻六）、傷寒（巻七・八）、時気・熱（巻九）、温・疫癘《えきれい》（巻一〇）、瘧（巻一一）黄《おう》（巻一二）、気・脚気《かっけ》（巻一三）、欬嗽《がいそう》・淋・小便・大便（巻一四）、五臓六腑（巻一五）、心・腹痛・心腹痛（巻一六）、痢（巻一七）、湿䘌《しつじょく》・九虫（巻一八）、積聚《しゃくじゅ》・癥瘕《ちょうか》（巻一九）、疝・痰飲《たんいん》・癖・否噎《ひいつ》（巻二〇）、脾胃・嘔噦《おうえつ》・宿食《しゅくしょく》・水腫（巻二一）、霍乱《かくらん》（巻二二）、中悪《ちゅうあく》・尸（巻二三）、注（巻二四）、蠱毒《こどく》（巻二五・二六）、血・毛髪・面体（巻二七）、目（巻二八）、鼻・耳・牙歯（巻二九）、唇口・咽喉・心胸・四肢（巻三〇）、癭瘤《えいりゅう》・丹毒・腫・丁瘡《ちょうそう》（巻三一）、癰疽《ようそ》（巻三二・三三）、瘻《ろう》・痔（巻三四）、瘡・傷瘡（巻三五）、獣毒・蛇毒・雑毒・金瘡・腕傷（巻三六）、婦人雑病（巻三七〜四〇）、婦人妊娠（巻四一・四二）、婦人将産・産後（巻四三）、婦人産後（巻四四）、小児雑病（巻四五〜五〇）。うち306項には治療術として導引法（自己体操療法）が記される。

本書は古代より六朝時代を通じて中国人が得た病気に関する経験と解釈の集約である。以後、

『*外台秘要《げだいひよう》方』『医心方』など唐代以降の医学全書は病気を分類する上でこの書を範に取った。後代に与えた影響は大きく、中国医学古典に記された病名術語を解釈するためには必須の文献である。本書は*林億《りんおく》等の宋改の前、天聖五年（一〇二七）に国子監から宋綬の序を付して刊行された。現存最古の伝本は日本の宮内庁書陵部に蔵される南宋間坊刻本（『東洋医学善本叢書』一九八一所収）。

■千金方・千金翼方（せんきんほう・せんきんよくほう）　［一六］

『千金方』は唐の*孫思邈《そんしばく》の編著になる医学全書。全三〇巻。七世紀半ば（六五〇年代）の成立。内容の大綱は次の通り。

序例［大医習業《たいいしゅうぎょう》・大医精誠・治病略例・診候・処方・用薬・合和・服餌《ふくじ》・薬蔵］（巻一）、婦人（巻二～四）、少小嬰孺《しょうしょうえいじゅ》（巻五）、七竅《しちきょう》（巻六）、風毒脚気《かっけ》（巻七）、諸風（巻八）、傷寒（巻九・一〇）、肝（巻一一）、胆（巻一二）、心（巻一三）、小腸（巻一四）、脾（巻一五）、胃（巻一六）、肺（巻一七）、大腸（巻一八）、腎（巻一九）、膀胱（巻二〇）、消渇《しょうかち》・淋閉・尿血・水腫（巻二一）、丁腫癰疽《ようそ》（巻二二）、痔瘻（巻二三）、解毒・雑治（巻二四）、備急（巻二五）、食治（巻二六）、養性（巻二七）、平脈（巻二八）、針灸（巻二九・三〇）。巻一一～二〇は五臓五腑の臓腑起因の疾病分類となっており、中国伝統医学理論に通じていないと検索は容易でない。この疾病分類法は宋代の医書に引き継がれた。

本書は本来は「千金方」と呼ばれたが、一〇六六年に*林億《りんおく》等により校正医書局から刊行されるにあたり、孫思邈自序に「以為備急千金要方一部凡三十巻」とあるに因み『備急千金要方』と題された。

『千金方』は他の宋改医書とは異なり、林億等の校刊以前の旧姿を残す伝本が二つある。一つは遣唐使によって日本に伝えられた巻子本に由来する室町古鈔本『千金方』（「真本千金方」、巻1のみ）（宮内庁書陵部所蔵）。一つは南宋の坊刻にかかる『新雕孫真人千金方』（存巻一～五・一一～一五・二一～三〇）（静嘉堂文庫所蔵）。この二書は原本の様相と林億等の改変の実態を窺わせる貴重な資料である。『医心方』にも旧態を示す引用文がある。さらに日本には林億等の『備急千金要方』の南宋紹興重刊本（米沢藩旧蔵、国立歴史民俗博物館所蔵、重要文化財）が伝わる。嘉永二年（一八四九）江戸医学館本はこの米沢本に拠る。

孫思邈が晩年『千金方』を扶翼（補遺）するために著したとされる『千金翼方』もある。古来『千金方』と並び行われたという人もいるが、両書の伝承経緯は全く異なる。『千金翼方』の巻次第の大略は次の通り。薬録纂要（巻一）、本草（巻二～四）、婦人（巻五～八）、傷寒（巻九・一〇）、小児（巻一一）、養性（巻一二）、辟穀（巻一三）、退居（巻一四）、補益（巻一五）、中風（巻一六・一七）、雑病（巻一八～二〇）、万病（巻二一）、飛錬（巻二二）、瘡癰（巻二三・二四）、脈法（巻二五）、針灸（巻二六～二八）、禁経（巻二九・三〇）。『千金翼方』は『千金方』に比べ道教色が濃い。伝本は元刊本（宮内庁書陵部所蔵）が最古で、宋以前の旧態を伝える資料は皆無である。『千金方』『千金翼方』ともに書誌の詳細は拙著『中国医学古典と日本』を参照されたい。

■新修本草（しんしゅうほんぞう）　［一七］

唐の蘇敬らの奉勅撰になる中国初の国定本草書。全二〇巻。顕慶四年（六五九）成。*陶弘景《とうこうけい》の本草経集注』を基本文献とし、新しい薬物と注を加えた書で、全八五〇種の薬品を収録。「唐本草」とも称され、以後の勅撰本草の範となった。同時に『薬図』二五巻・『図経』七巻が作成されたが、失伝した。日本では従来『本草経集注』が本草の教科書とされてきたが、八世紀には『新修本草』が伝えられ、『本草経集注』に取って変わった。『新修本草』の注は基本的には宋の『*証類本草《しょうるいほんぞう》』に「唐本注」として取り込まれているが、唐代には印刷物にはならなかったので、伝本は稀。すなわち日本の京都仁和寺には、巻一五に「天平三年歳次辛未七月十七日書生田辺史」の本奥書を持つ古鈔本が伝わった。江戸後期には巻四・五・一二・一三・一四・一五・一七・一八・一九・二〇の計一〇巻が残存したが（巻三は不詳）、現在では巻四・五・一二・一七・一九の五巻が仁和寺に現存（国宝）。巻一五は福井氏〜神田氏を経て杏雨書屋に現存（平成一二年の杏雨書屋影印本がある）。巻一三・一四・一八・二〇の四巻の現所在は不明である。森立之《もりたつゆき》旧蔵影写本（一九八一年上海古籍出版社影印）には巻四・五・一三・一四・一五・一八・一九・二〇が、傅雲龍影刻本（一八九八年）には巻三・四・五・一二・一三・一四・一五・一七・一八・一九・二〇が、武田杏雨書屋影印本（昭和一一年）には巻四・五・一二・一五・一七・一九が収録されている。別に敦煌出現の零巻が杏雨書屋・パリ図書館・大英博物館にある。また復元本も作られている。

■外台秘要方（げだいひようほう）　[一八]

唐の*王燾《おうとう》の撰になる医学全書。全四〇巻。七五二年成。北宋の一〇六九年に編集院校正医書局の*林億《りんおく》等により校刊された。内容の巻次第大綱は次の通り。

傷寒（巻一・二）、天行（巻三）、温病・黄疸（巻四）、瘧《ぎゃく》（巻五）、霍乱《かくらん》・嘔吐（巻六）、心痛・心腹痛・寒疝（巻七）、淡飲・胃反・噎哽《いっこう》（巻八）、欬嗽《がいそう》（巻九）、肺痿・肺気・上気欬嗽（巻一〇）、消渇《しょうかち》・消中（巻一一）、癖《へき》・痃気《げんき》・積聚《しゃくじゅ》・癥瘕《ちょうか》・胸痺《きょうひ》・奔豚《ほんとん》（巻一二）、骨蒸《こつじょう》・伝屍・鬼疰・鬼魅《きび》（巻一三）、中風（巻一四）、風狂・諸風（巻一五）、虚労（巻一六・一七）、脚気《かっけ》（巻一八・一九）、水病（巻二〇）眼疾（巻二一）、耳鼻・牙歯・唇口舌・咽喉（巻二二）、癭瘤《えいりゅう》・咽喉・癧瘻《れきろう》（巻二三）、癰疽《ようそ》発背《はっぱい》（巻二四）、痢（巻二五）、痔・陰病・九虫等（巻二六）、淋・大小便難（巻二七）、中悪《ちゅうあく》・蠱注《こちゅう》・自縊・暍《えつ》等（巻二八）、墜堕《ついだ》・金瘡等（巻二九）、悪疾《あくしつ》・大風・癩瘡《らいそう》等（巻三〇）、採薬・丸散酒煎・解毒（巻三一）、面部・頭髪・衣香等（巻三二）、婦人（巻三三・三四）、小児（巻三五・三六）、乳石（巻三七・三八）、明堂灸法（巻三九）、虫獣傷・六畜疾（巻四〇）。巻三九には『*黄帝内経明堂《こうていだいけいめいどう》』からの引用があってその復元資料として有用。巻四〇末には獣医処方も収録されている。

本書の宋刊本以前の旧態本は伝存せず、現伝本は林億等校刊本による南宋紹興刊本が最古。日本には竹田昌慶が永和四年（一三七八）に中国から持帰ったという南宋版が竹田家に伝えられ、江戸後期、江戸医学館が借出して校刊を計画したが、直後に出現した『医心方』の影刻が優先され、『外台秘要方』宋版の影刻本は未刊に終わった。その際の影写本が国立公文書館内閣文庫に所蔵される。別に明治三九年に中国から日本にもたらされた陸心源旧蔵の同版の南宋版が静嘉堂文庫に所蔵され、これは小曽戸らによる影印本がある（『東洋医学善本叢書』一九八一）。ほかに同版の残本がいくつか存在する（宮内庁書陵部・杏雨書屋など）。上記の竹田家完揃本は幕末以来行方が知れなかったが、明治以降福井崇蘭館の蔵に帰し、今日何処にか現存するらしい。

上記の南宋版は後世中国でも日本でも極めて稀で、中国では明の程衍道刊本が流通し、日本では程衍道本を覆刻した山脇本が用いられた。しかし程衍道本は南宋版から一端写本を介した不全本をさらに改竄した書で、宋版から大きく異なった内容となっている。これを用いた従来の中国の医学古典校勘研究はかえって古典の旧を損ねる結果を招いた。古典校勘には資料の善本性の検証から始める必要がある。宋版『外台秘要方』は善本性は高いが、林億等の校刊時に他の典籍との照合改訂が加えられている可能性も捨て切れない。『外台秘要方』の書誌については拙著『中国医学古典と日本』に詳述してある。

■敦煌医書（とんこういしょ）　［一九］

二〇世紀初頭、甘粛省敦煌の莫高窟の中の蔵経洞から約五万点と言われるおびただしい古文書が出現した。埋蔵時期は一一世紀前半とされる。発見者は当地の王円籙であるが、当時の列強国探険者の注目を引き世界に四散した。大英博物館に入ったスタイン文書、フランスの国立パリ図書館に入ったペリオ文書、ロシアのエルミタージュ博物館に入ったオルデンブルグ文書、日本に入った大谷文書、天理文書、そして李盛鐸文書（杏雨書屋）などである。現在、医薬関係書はおよそ百点余が知られ、唐代以前の医書の実態を窺う上で貴重な資料である。本草・医論・診断・医方書・灸法書としては『本草経集注』『*新修本草《しんしゅうほんぞう》』『食療本草』『(*張仲景《ちょうちゅうけい》)五蔵論』『弁脈法』『平脈略例』『玄感脈経《みゃくきょう》』『劉涓子鬼遺方』『輔行訣用薬法要』『備急単験薬方』『灸経明堂』『新集備急灸経』ほか失名医書が少なからずある。現所在・内容などについては拙著『中国医学古典と日本』を参照されたい。

【宋】

■太平聖恵方（たいへいせいけいほう）　［二一〇］

現存最古の国定刊行医方集。全一〇〇巻。北宋の太宗（初代太祖の弟）自ら一千余方を集め、太平興国三年（九七八）に医官院に命じて秘方一万余方を収集させ、*王懐隠《おうかいいん》はじめ王祐・鄭彦・陳昭遇ら四人が太宗の勅を奉じて編纂した。全一六七〇門、一六八三四処方を収載。淳化三年（九九二）に出版・公布された。巻次第の大綱は次の通り。

診断・用薬（巻一・二）、五臓諸病（巻三〜七）、傷寒（巻八〜一四）、内科雑病（巻一五〜五九）、外科（巻六〇〜六八）、婦人（巻六九〜八一）、小児（巻八二〜九三）、神仙・丹薬方（巻九四・九五）、食治・補益方（巻九六〜九八）、針灸人形図（巻九九）、『明堂灸経』『小児灸経』（巻一〇〇）。巻三〜七の五臓諸病の分類は『千金方《せんきんほう》』の影響下にあり、『*聖済総録《せいさいそうろく》』が踏襲し、南宋代の医書に受け継がれた。

本書の内にはすでに伝わらない医薬書の逸文も多く含まれている。太平興国初版の大字本に次いで紹聖三年（一〇九六）には小字本が刊行されたらしいが、いずれも伝わらない。現存する最古の刊本は日本の名古屋市蓬左文庫に所蔵される紹興一七年（一一四七）刊の南宋版（重要文化財）。金沢文庫旧蔵にかかり、一〇〇巻の内50巻が南宋版で残りは写本で補配される。また紹興頃の浙刊本の零残本が宮内庁書陵部ほかにある。幕末には福井崇蘭館に金沢文庫旧蔵の南宋版（巻四三・四四・八二・九一・

九三）が蔵されていたとされるが、現所在不詳。あるいは今後出現するかも知れない。『現代東洋医学』8巻3号（一九六七）参照。

■銅人腧穴針灸図経（どうじんしゅけちしんきゅうずけい）　［二二］

*王惟一《おういいつ》の撰になる針灸書全三巻。天聖元年（一〇二三）に本書の編纂を拝命し、同五年（一〇二七）に医官院より刊行をみた。このとき石碑にも付され、『穴腧都数』一巻が付されている。同時に針灸経穴を穿った銅製人体模型（銅人形）が鋳造された。書名はこれに因む。本書は三陰三陽の一二経と任督二経の流注と腧穴とを、諸資料をもとに考定し、図解したもので、従来の『*黄帝内経明堂《こうていだいけいめいどう》』や『*黄帝《こうてい》明堂灸経』などに続き、その後の経穴学の基本書となった。

王惟一の原刊本は三巻本であったが、現存最古の版本は台湾の国立中央図書館に唯一架蔵される『新刊補註銅人腧穴針灸図経』と称する五巻本。巻3の「針灸避忌太一之図序」末に「時大定丙午歳上元日／平水閑邪聵叟述」「書軒陳氏印行」とある。「大定丙午」は金の大定二六年（一一八六）で、この刊記から本版は従来金刊本とされたが、実は元代に入ってからの翻刻とするのが妥当らしい。本書はもと鎌倉～室町時代に日本に伝来したもので、室町期の日本人による書き込みがあり、江戸時代後期には山崎氏寄所寄楼《きしょきろう》の所蔵。『経籍訪古志』には「版式は元初のようだが、中には補刻もあるようだ。誤謬が多い」とある。本書は明治に入って*楊守敬《ようしゅけい》が購得し、五百年ぶりに中国に戻った。さらに楊守敬からこの書を買った貴池（安徽省）の劉世珩は宣統元年（一九〇九）にこれを模刊した。その影印本がのち流布した。別に明刊の三巻本・四巻本・五巻本・七巻本がある。日本の承応三年（一六五四）刊本は万暦三〇年（一六〇二）版による翻刻の四巻本。

■素問入式運気論奥（そもんにゅうしきうんきろんおう）〔一二一〕

北宋の*劉温舒《りゅうおんじょ》の著になる『素問』の運気論に関する研究・解説書。全三巻。元符二年（一〇九九）の自序がある。本書は運気研究に関する嚆矢で、*劉完素《りゅうかんそ》などに影響を与え、運気を軸とする金元医学の素地を作った。内容は次の通り。

〔巻上〕五行生死順逆《ごぎょうせいしじゅんぎゃく》・十干・十二支・納音《なっちん》・六化・四時《しじ》気候・交六気時日・六気・標本・生成数。〔巻中〕五天之気・五音建運《ごおんけんうん》・月建・天地六気・主気・客気・天符・歳会・同天符同蔵会・南北政。〔巻下〕大小気運相臨同化・紀運・歳中五運・手足経・勝復・九宮分野・六十年客気・六病・六脈・治法・五行勝復論。以上計三一篇。随所に図表がある。本書の宋刊本は清代までは伝わったらしいが、現存しないもようである。確認しうる最古の版本は元後至元五年（一三三九）古林書堂刊で、日本には多紀氏医学館旧蔵本が宮内庁書陵部に、中国では北京図書館に完本が伝存している。

本書は日本では明の*熊宗立《ゆうそうりつ》刊本がきっかけとなったらしく、大いに歓迎され、慶長一六年（一六一二）古活字版を皮切りに版を重ね大量に流布した。異版本は二〇種は下るまいと思われる。中国には本書の注解書はないが、日本では回生庵玄璞『運気論口義』、鵜飼石斎『運気論奥句解』、松下見林『運気論奥疏鈔』、三屋元仲『運気論奥纂要全解』、岡本一抱『運気論奥諺解』、香月牛山『運気論奥算法俗解』などが著され、運気説の普及を促進した。

■証類本草（しょうるいほんぞう）〔一二三〕

『証類本草』は正式名は『経史証類備急本草』といい、唐慎微《とうしんび》が先行する『嘉祐（補注神農）本草』二〇巻と『図経本草』二〇巻を合わせ増補した宋代の代表的本草書。一一世紀末の成立。全三一巻。

『嘉祐本草』は掌禹錫（太常少卿直集賢院）・林億《りんおく》（職方員外郎秘閣校理）・張洞（殿中丞館閣校勘）等が仁宗の勅を奉じて嘉祐二年（一〇五七）に着手、同六年（一〇六一）に成った勅撰本草書で、底本には開宝六年（九七三）刊の劉翰等奉勅撰『開宝本草』二〇巻が用いられた。『開宝本草』には九八四種の薬物が、また『嘉祐本草』には一〇八四種の薬物が収載されていた。『図経本草』は唐の『新修本草《しんしゅうほんぞう》』に倣い、薬図・図経をもって『嘉祐本草』を扶翼する目的で編纂された勅撰書で、蘇頌《そしょう》が中心となり、全国より標本・図・説明書が集められ、四年の歳月をかけ、嘉祐七年（一〇六二）に刊行をみた。

『嘉祐本草』『図経本草』は伝わらないため、両書を合編し増補して成った『証類本草』は完存する最古の正統本草書であり、*『神農本草経《しんのうほんぞうきょう》』『名医別録』『本草経集注』『新修本草』『食療本草』『本草拾遺』『蜀本草』『日華子本草』などの旧本草書、および付方には亡失した医方書から単方（単味もしくは簡単な構成の処方）の引用があって、伝統薬学研究上不可欠の文献である。成立年についてには諸説があるが、筆者は元祐中（一〇八六～九三）頃と考えている。全三一巻にわたり一七七四種の薬物を収載。巻次第は以下の通り（『大観本草』）。

〔巻一・二〕序例、〔巻三～五〕玉石、〔巻六～一一〕草、〔巻一二～一四〕木、〔巻一五〕人、〔巻一六～一八〕獣、〔巻一九〕禽、〔巻二〇～二二〕虫魚、〔巻二三〕果、〔巻二四～二六〕米穀、〔巻二七～二九〕菜、〔巻三〇〕有名未用、〔巻三一〕図経外草・図経外木蔓。

唐慎微の原本は未刊だったようで伝存せず、『証類本草』には次の二種のテキストがある。

①『（経史証類）大観本草』、艾晟補訂、大観二年（一一〇八）刊。

②『政和（新修経史証類備用）本草』、曹孝忠等奉勅撰、政和六年（一一一六）刊。

ただし①②ともに原刊本は現存せず、古版本に次のようなものが伝わる。

①南宋刊残本（序・巻3・4・5・6・7。「唐慎微」を「唐謹微」に作り、孝宗以前の避諱がある）を文化庁が所有（福井崇蘭館旧蔵）。淳熙一二年（一一八五）江西漕司刊本による劉甲の嘉定四年（一二一一）翻刻本が北京図書館に伝存。貞祐二年（一二一五）嵩州福昌夏氏の金刊本かと推定される版が杏雨

書屋に伝存。②蒙古の張存恵晦明軒刊本（一二四九）が北京図書館に伝存。『証類本草』を検索するにあたって『大観本草』『政和本草』のいずれを用いるか。両書の間には細部において差異があって決し難い。『政和本草』では各薬物条下に『本草衍義』の文章が付刻されているので、その点では便利である。かつて日本の広川書店から縮印出版された『経史証類大観本草』（一九六五）は光緒三〇年（一九〇四）武昌＊柯逢時《かほうじ》模刊本に拠っている。㊂『現代東洋医学』8（3）

■聖済総録（せいさいそうろく）〔一一四〕

北宋の＊徽宗《きそう》による勅撰の医学全書。宋代最大の医書で全二〇〇巻。『政和聖済総録』ともいい、政和年間（一一一一〜一一八）に編纂されたことは確かであるが、経緯や完成の時期は不詳。歴代の医籍、民間の経験方、名医の献上方などを収録し、収載処方は二万近い。巻次第の大綱は次の通り。

〔巻一〜二〕運気、〔巻三〕叙例・補遺、〔巻四〕治法、〔巻五〜一八〕諸風、〔巻一九〜二〇〕諸痺、〔巻二一〜三三〕傷寒、〔巻三四〜三七〕中暍《ちゅうえつ》・瘧《ぎゃく》、〔巻三八〜四〇〕霍乱《かくらん》、〔巻四一〜五四〕肝・胆・脾・胃・肺・大腸・腎・膀胱・三焦、〔巻五五・五六〕心痛、〔巻五七〕心腹、〔巻五八・五九〕消渇《しょうかち》、〔巻六〇・六一〕黄病《おうびょう》・胸痺《きょうひ》、〔巻六二〕膈気《かくき》、〔巻六三・六四〕嘔吐・痰飲《たんいん》、〔巻六五・六六〕咳嗽《がいそう》、〔巻六七〕諸気、〔巻六八・六九〕吐血、〔巻七〇〕鼻衄《びじく》、〔巻七一〜七三〕積聚《しゃくじゅ》・癥癖《ちょうへき》、〔巻七四〜七八〕泄痢《せつり》、〔巻七九・八〇〕水病・水腫、〔巻八一〜八四〕脚気《かっけ》、〔巻八五〕腰痛、〔巻八六〜九二〕虚労、〔巻九三〕骨蒸伝尸《こつじょうでんし》、〔巻九四〕諸疝・陰疝、〔巻九五〜九七〕大小便、〔巻九八〕諸淋《しょりん》、〔巻九九〕九虫、〔巻一〇〇〕諸戸・諸注、〔巻一〇一〕面体・髭髪、〔巻一〇二〜一一三〕眼目、〔巻一一四・一一五〕耳、〔巻一一六〕鼻、〔巻一一七〜一二一〕口歯、〔巻一二二〜一二四〕咽喉、〔巻一二五〕癭瘤《えいりゅう》、〔巻一二六・一二七〕瘰癧《るいれき》、〔巻一二八〜一三一〕癰疽《ようそ》、〔巻一三二〜一三八〕瘡腫《そうしゅ》、〔巻一三九・一四〇〕金瘡、〔巻一四一〜一四三〕痔瘻、〔巻一四四・一四五〕傷折、〔巻一四六〜一四九〕雑療、〔巻一五〇〜一五三〕婦人、〔巻一五四〜一五八〕妊娠、〔巻一五九〕逆産、〔巻一六〇〜一六六〕産後、〔巻一六七〜一八二〕小児、〔巻一八三・一八四〕乳石発動、〔巻一八五〜一八七〕補益、〔巻一八八〜一九〇〕食治、〔巻一九一〜一九四〕針灸、〔巻一九五〜一九七〕符禁《ふきん》、〔巻一九八〜二〇〇〕神仙服餌《ふくじ》。

政和の末頃に成った稿は版刻に付されたものの、巻冊の膨大さから一朝一夕には成らず、ようやく完成に漕ぎ着けた靖康元年（一一二六）には金軍によって開封は陥落し、印本を天下に公布するには至らなかった（多紀元簡『医賸』に考証がある）。金軍に略奪された版木は、金の大定年間（一一六一〜八九）と元の大徳四年（一三〇〇）に重印された。大定本は全く現存しないが、大徳本は端本が中国に現存している。

日本へは大徳本の刊行後、わずか数年にして『聖済総録』は将来された。そのことは正和二年（一三一三）に起草された梶原性全の『万安方』に多くの引用があることから知れる。また近藤守重の『右文故事』に、加賀前田侯のもとに大徳本を模写した古鈔金沢文庫本が所蔵されていたことが記されている（現所在不詳）。さらに、室町末期、吉田宗桂が策彦周良に随行して天文一六年（一五四七）再度渡明した際、世宗より下賜された品々の中に大徳本の現物があった。完揃で伝わった吉田家本は文化一三年（一八一六）に江戸医学館で四年をかけて木活字で二〇〇部翻刻された。校正の行き届いたこの江戸医学館本が現今利用可能な善本である。吉田家に返却された原本の行方は現在知られない。今後の出現が期待される。このほか日本には大徳本残本三五巻三五冊（多紀家旧蔵、宮内庁書陵部蔵）、同じく残本二九巻二五冊（三部、杏雨書屋所蔵）、また朝鮮旧鈔の完本（宮内庁書陵部所蔵）などが現存している。㊂『現代東洋医学』8（4）

■小児薬証直訣（しょうにやくしょうちょっけつ）　［一二五］

北宋の＊銭乙《せんいつ》の撰、閻孝忠の編集になる小児科の方書。『小児直訣』ともいう。閻孝忠は幼少時の難病を銭乙の治療で救われ、銭乙の晩年にその治方を教わり、宣教郎大梁の職にあった宣和元年（一一一九）にこの書を編成したと閻孝忠の序にある。

全三巻。上巻は脈証治法で、小児脈法・変蒸・五蔵所主・五蔵病・肝外生感風・肝熱・肺熱以下、計八一篇。中巻は記嘗所治病と題する二三種の医案集。下巻には一一九種の処方が記される。その医論は臓腑学説に照らして自己の経験から臨床治療体系を確立しており、卓越した治法は後世の小児科の範となった。ことに古方の変方は妙を得ており、たとえば腎陰の不足を補う地黄円（六味地黄丸）をはじめ、導赤散、異功散などの用は、後代に大きな影響を及ぼした。また中巻の医案類は銭乙の臨床の実際を伝える生の資料として貴重視される。さらに現行本には、閻孝忠の付論と付方、劉跂の銭仲陽伝、および*董汲《とうきゅう》の『董氏小児斑疹備急方論』、そして董汲の書に対する元祐八年（一〇九三）付の銭乙の後序が付刻されている。

伝本には大きく分けて次の五種がある。①宋版および仿宋版。宋版は張鈞衡の旧蔵書が唯一、台湾の国立中央図書館に伝存する。②『永楽大典』（一四〇七）の引用文から抽出・復元した武英殿聚珍本。③清の*周学海《しゅうがくかい》本（『周氏医学叢書』所収）。上記の仿宋本と『永楽大典』輯佚本を校合して作制したもの。④明の薛氏医案本（『薛氏医案』所収）。*薛己《せっき》が嘉靖三〇年（一五五一）に注解を付して編成。日本で江戸時代に翻刻された『小児直訣』はみな薛氏本もしくは次掲の*熊宗立《ゆうそうりつ》本に拠っているが、とくにこの薛氏本は甚だ旧態を損ねていると言われる。⑤『類証註釈銭氏小児方』と題される全一〇巻本。明の熊宗立が正統五年（一四四〇）に注釈を施して編成。かつて福井崇蘭館に明版が蔵されていたという。宝暦一三年（一七六三）刊の和刻本もある。『和刻漢籍医書集成』第一輯参照。

■婦人良方（ふじんりょうほう）　〔一一六〕

*陳自明《ちんじめい》の撰になる産婦人科全書。全二四巻。『婦人大全良方』あるいは『婦人大全良方大全』と題することもある。「建康府明道書院医諭」の肩書きで嘉熙元年（一二三七）の序がある。全八門に分け、①調経（巻一）、②衆疾（巻二〜八）、③求嗣（巻九）、④胎教（巻一〇・一一）、⑤妊娠（巻一二〜一五）、⑥坐月（巻一六）、⑦産難（巻一七）、⑧産後（巻一八〜二四）となっている。総計二六六論、一一一八方、

医案四八例、総字数は三〇万字を越える。医論は『*黄帝《こうてい》内経』『*諸病源候論《しょびょうげんこうろん》』を踏襲。三〇〜四〇種の医書からの引用があるが、多くは『*外台秘要《げだいひよう》方』からの孫引きらしい。

伝本に①陳自明の原本の旧を保つもの、②*熊宗立《ゆうそうりつ》の手を経たもの、③*薛己《せっき》の手を経たものの三種がある。『和刻漢籍医書集成』第三輯には③の寛永一三年（一六三六）和刻本を影印収録した。

■察病指南（さつびょうしなん）　［二一七］

*施発《しはつ》の撰になる脈を中心とした診断学書。全三巻。淳祐元年（一二四一）の序がある。上巻には「十二経総括」以下計一八論にわたり、脈診の概論が収録される。中巻は「弁七表八裏九道七死《べんしちひょうはちりきゅうどうしちし》脈《みゃく》」と「診七表相承病法」の二論から成る。七表とは浮《ふ》・芤《こう》・滑《かつ》・実《じつ》・弦《げん》・緊《きん》・洪《こう》の脈状、八裏とは微《び》・沈《ちん》・緩《かん》・渋《じゅう》・遅《ち》・伏《ふく》・濡《なん》・弱《じゃく》の脈状、九道とは長《ちょう》・短《たん》・虚《きょ》・促《そく》・結《けつ》・代《たい》・牢《ろう》・動《どう》・細《さい》の脈状である。それぞれの脈が図をもって示されているのが特徴である。下巻は「審諸病生死脈法」以下一九論、いずれも診断法に関する論より成る。

本書は中国では早くに失われ、日本では大いに流布し、日本の脈診学の素地の一つとなった。中国には近代に逆輸入された佚存書である。

写本では南北朝頃の古鈔本をはじめ、安土桃山以前の古写本が比較的多く残っている。とくに尊経閣文庫所蔵の鎌倉時代古鈔本『座右抄』の紙背に書かれた『新刊診脈要訣』は『*察病指南』と同一書で重要である。刊本としては、室町中後期の五山版（三点現存）を皮切りに、慶長頃の古活字版が少なくとも三種あり、かつ江戸時代整版六種のうち五種はすべて一七世紀前半に集中するという特徴がみられる。すなわち本書は中国で出版後すみやかに日本に伝来し、一八世紀に古方派が抬頭するまでの日本医学に多大な影響を及ぼした。中国では元代か少なくとも明代以降、世から姿を消した。近代中国の諸版はいずれも日本刊本に由来する。『和刻漢籍医書集成』第三輯に元和八年（一六二二）刊本が影印収録してある。詳細はその解題参照。

■厳氏済生方・続方（げんしさいせいほう・ぞくほう）　〔二一八〕

＊厳用和《げんようわ》の撰になる医方書。『厳氏済生方』は全一〇巻で、宝祐元年（一二五三）序。『厳氏済生続方』は全一〇巻で、咸淳三年（一二六七）の成立。『済生方』の巻目は次の通り。〔巻一〕中風・中寒・中暑・中湿・傷寒・諸瘧・五痺・脚気《かっけ》・白虎歴節、〔巻二〕諸疝・眩暈《げんうん》・霍乱《かくらん》・嘔吐・咳逆・喘・咳嗽・痰《たん》飲《いん》・五噎五膈、〔巻三〕心痛・怔忡《せいちゅう》・驚悸・健忘・虚煩・癲癇・五労六極・痼冷積熱《これいしゃくねつ》、〔巻四〕虚損・白濁赤濁・腰痛・陰癩《いんたい》・労瘵《ろうさい》・自汗・消渇《しょうかち》・五疸《ごたん》・淋閉・失血、〔巻五〕水腫・蠱毒《こどく》・脹満・積聚《しゃくじゅ》・宿食《しゅくしょく》・痢疾・秘結・泄瀉《せっしゃ》、〔巻六〕五痔・腸風臓毒・癰疽《ようそ》・肺癰丁腫・瘡疥《そうかい》・癬・癭瘤《えいりゅう》・瘰癧《るいれき》、〔巻七〕五臓五腑虚実、〔巻八〕頭痛・耳・眼・鼻・口・唇・歯・舌・咽喉、〔巻九〕婦人、〔巻一〇〕産後等。

『続方』は現伝本は巻九・一〇を欠損。〔巻一〕風・癇・頭・眼、〔巻二〕鼻・耳・口歯・舌、〔巻三〕咽喉・翻胃《ほんい》・喘嗽《ぜんそう》・心痛、〔巻四〕脇痛・腰痛、〔巻五〕吐血嘔血唾血・便血・秘結、〔巻六〕瀉痢、〔巻七〕淋疾・遺精白濁《いせいはくだく》・脚気、〔巻八〕積《しゃく》。

『済生方』には宋刊本が二種三点現存する。和刻には享保一九年（一七三四）刊本があり、『続方』は文政五年（一八二二）刊本がある。『和刻漢籍医書集成』第四輯参照。

【金・元】

■素問玄機原病式（そもんげんきげんびょうしき）　［二九］

*劉完素《りゅうかんそ》の撰になる医論集で、全一巻。一一五四年頃の成立と推定。初刊は程道済の序が書かれた一一八二年。本書は『*黄帝内経《こうていだいけい》素問《そもん》』の五運六気に基づく病気の診断の要綱を述べたもので、『素問』至真要大論に依拠し、五運主病（肝木・心火・脾土・肺金・腎水）、六気為病（風・熱・湿・火・燥・寒）を論じ、火熱証が主因であることを強調している。

本書は中国では明清刊本がいくつもあるが、日本でも受容され、饗庭東庵・浅井周璞・岡本一抱などのいわゆる後世方別派といわれる人々が重視し、少なくとも古活字版が三種、整版本が八種以上出版された。『和刻漢籍医書集成』第一輯に寛永七年（一六三〇）が影印収録してある。

■儒門事親（じゅもんじしん）　［三〇］

*張子和《ちょうしわ》の撰になる医方書。全三巻。現行本は後世増補されて全一五巻。成立年は不詳であるが、一二一〇〜一二二〇年代と推定される。他の撰者も含めた現行一五巻本の巻目は次の通り。

〔巻一〜三〕儒門事親、〔巻四・五〕治病百法《ちびょうひゃくほう》、〔巻六〜八〕十形三療、〔巻九〕雑記、〔巻一〇〕撮要図、〔巻一一〕治法雑論、〔巻一二〕三法六門、〔巻一三〕三消論、〔巻一四〕治法心要、〔巻一五〕世伝神効名方《せいでんしんこうめいほう》。

本書の伝本経緯（書誌）は複雑なので、ここでは略す。『和刻漢籍医書集成』第2輯の解題参照。『同集成』には正徳元年（一七一一）渡辺元安序刊本が影印収録してある。

■十四経発揮（じゅうしけいはっき） 〔三一〕

*滑寿《かつじゅ》（滑伯仁《かつはくじん》）の撰になる針灸医学の解説書。全三巻。至正元年（一三四一）の自序があり、凡例とあわせて編纂の意図が述べられている。「十四経」とは正経十二脈（手足の各三陰三陽の経脈）に奇《き》経八脈《けいはちみゃく》のうちの任脈《にんみゃく》（腹部正中線）と督脈《とくみゃく》（背部正中線）の二脈を加えたもの。先行する元の忽泰《フタ》必烈《ビライ》（忽公泰《こつこうたい》）の『金蘭循経』（正式には『金蘭循経取穴図解』で大徳七年（一三〇三）刊）に、『素問』『霊枢』『*甲乙経《こうおつきょう》』『*聖済総録《せいさいそうろく》』などの所説を加えたもの。上巻は「手足陰陽流注篇」で十二正経脈の総論。中巻は「十四経脈気所発篇」で十四経脈の各論。本書の中核をなす部分でそれぞれ経脈図を挿入し歌訣を加えて解説してある。下巻は「奇経八脈篇」。督脈・任脈・陽蹻脈《ようきょうみゃく》・陰蹻脈《いんきょうみゃく》・衝《しょう》脈《みゃく》・陽維脈《よういみゃく》・陰維脈《いんいみゃく》・帯脈《たいみゃく》の八奇経について記している。

本書は明の嘉靖七年（一五二八）に*薛己《せっき》の『薛氏医案』二四種本に録入されたが、以後中国では顧みられなかった。一方日本では大いに歓迎され、慶長元年（一五九六）に小瀬甫庵が当時最新の活字を用いてこれを翻印した。日本初の古活字版医書である。本書は以後およそ二〇回ほどは翻刻を重ねた。日本で最も流布した中国医書の一つである。『針灸の歴史』参照。

■難経本義（なんぎょうほんぎ） [三二二]

*滑寿《かつじゅ》の撰になる『難経（*黄帝八十一難経《こうていはちじゅういちなんぎょう》）』の注解書。全二巻。至正二一年（一三六一）の自序を付して、同二六年（一三六六）の序刊。滑寿は当時伝存した『難経』が不整備であることから、唐～金元諸家の説を選び、自己の見解を付して校注を行った。この書は簡明で要を得ていたため、以後『難経』のテキストとして世に迎えられることになった。そのため従来の『難経集注』は影が薄くなった。

中国では明代に*薛己《せつき》本・呉中珩（呉勉学）本・*呂復《りょふく》本などが出た。日本では『*十四経発揮《じゅうしけいはっき》』とともに中国以上に歓迎された。慶長一二年（一六〇七）には早くも曲直瀬玄朔の跋を付した古活字版が刊行されている。日本における『難経』の刊行は『素問』『霊枢』に先行する。次いで元和三年（一六一七）に梅寿が古活字版を刊行。『医家七部書』にも取り入れられて広く流布。江戸時代の整版本は一〇種は下らないであろう。さらに日本人により『難経本義抄』『難経本義摭遺』『難経本義大鈔』『難経本義諺解』『難経本義疏』など『難経本義』の注解書が著された。『針灸の歴史』参照。

■東垣十書（とうえんじっしょ） [三二三]

明代、一五世紀初め（一四二四年以前）に編纂された金元医学の叢書。中国明代、そして朝鮮、日本で翻刻され、金元医学の普及に大きく寄与した。書名が示すように*李東垣《りとうえん》の書を含む次の一〇の書から成る。*崔嘉彦《さいかげん》『脈訣』、李東垣『内外傷弁惑論』『脾胃論』『蘭室秘蔵』、*王好古《おうこうこ》『湯液本草』『此事難知』、*朱丹渓《しゅたんけい》『*格致余論《かくちよろん》』『*局方発揮《きょくほうはっき》』、*斉徳之《せいとくし》『外科精義』、*王履《おうり》『*医経溯洄集《いけいそかいしゅう》』（以上成立年代順）。中国・朝鮮の版本については『和刻漢籍医書集成』第六輯解題に詳しい。日本では慶長二年（一五九七）に小瀬甫庵が活字印行した。古活字版医書としては最も早期の刊行に属する。次いで元和頃の古活字版、寛永前期頃にこれを覆刻した整版がある。さらに『医統正脈全書』（*王肯堂《おうこうどう》編。呉勉学本とも称する）を翻刻した明暦三年（一六五七）整版があり、この版による重刷本や覆刻本（各書の単行版）も存在する。

■格致余論（かくちよろん）　［三四］

*朱丹渓《しゅたんけい》の撰になる治験例も含む医論集。全四六篇。一巻本と二巻本がある。丹渓自序と至正七年（一三四七）の宋濂《そうれん》序があり、丹渓六七歳時の著作であることがわかる。書名は『礼記』大学の「致知在格物、物格而后知至」に基づく朱子学の「欲誠其意者、先致其知。致知在格物」に拠る。陽有余陰不足や相火など丹渓特有の医論が展開され、後世に与えた影響は大きい。『*東垣十書《とうえんじっしょ》』に収録されて流布し、日本の江戸時代には単行本としても多数の版種が出回った。詳細な頭注が付された鼇頭注本や抄物、あるいは広田玄伯の『格致余論疏鈔』や岡本一抱の『格致余論諺解』などの解説書も著され、江戸前期の医学教科書的な存在となった。『和刻漢籍医書集成』第六輯に収録。二〇

一四年に長谷部英一・秦玲子らによる現代語注釈書『格致余論注釈』（医聖社）が刊行された。

■局方発揮（きょくほうはっき）

〔三五〕

＊朱丹渓《しゅたんけい》の撰になる治験例を含む医論集。全一巻。成立年は不明であるが、『＊格致余論《かくちよろん》』後間もなくと思われる。「局方」とは当時盛行してた『太平恵民和剤局方』のことで、その弊害を批判し、滋陰降火の自論を展開している。『格致余論』と共に『＊東垣十書《とうえんじっしょ》』に収録され、日本でも『格致余論』と並び流布した。古活字版の抄物、詳細な頭注の付いた鼇頭注本、また岡本一抱の『局方発揮諺解』なども著された。『和刻漢籍医書集成』第六輯に影印収録してある。

■医経溯洄集（いけいそかいしゅう）

〔三六〕

＊王履《おうり》の撰になる医論集。全二巻もしくは一巻。成立年次は不明であるが、元末明初（一四世紀後半）と推定される。『＊東垣十書《とうえんじっしょ》』（初版は一三九九～一四二四年）に収められ、広まった。次の計二一の論から成る。

「神農嘗百草論《しんのうしょうひゃくそうろん》」「亢則害承乃制論《こうそくがいしょうないせいろん》」「四気所傷論」「張仲景傷寒立法考」「傷寒温病熱病説」「傷寒三陰病或寒或熱弁」「陽虚陰盛陽盛陰虚論」「傷寒三百九十七法弁」「傷寒四逆厥弁《しぎゃくけつべん》」「嘔吐乾《おうとかん》嘔噦欬逆弁《おうえつがいぎゃくべん》」「中風弁」「中暑中熱弁」「積熱沈寒論」「瀉南方補北方論」「五鬱論」「二陽病論」「煎

厥論」「八味丸沢瀉論」「小便原委論」「内傷余議」「外傷内傷所受経旨異同論」。

本書は師の*朱丹渓《しゅたんけい》、『*黄帝《こうてい》内経』、*李東垣《りとうえん》の説を踏まえつつ、独自の見解をもって展開した医論集で、とくに*張仲景《ちょうちゅうけい》学説に関して深く立ち入っており、『*傷寒論《しょうかんろん》』研究書の一種と言えなくもない。ことに王履の発案による『傷寒論』中の条文を張仲景の原文と*王叔和《おうしゅくわ》の改竄・補入に分ける手法は、*方有執《ほうゆうしつ》・喩嘉言・*程応旄《ていおうぼう》らいわゆる錯簡重訂派が起こるきっかけとなり、日本における古方派の勃興へとつながった。

日本では慶長二年（一五九七）の『東垣十書』古活字版を皮切りに古活字版・整版の翻刻が続いた。『医家七部書』にも収められ広まった。名古屋玄医は寛文三年（一六六三）に『医経溯洄集抄』を著して日本の古方派の端緒を作った。さらに貞享五年（一六八八）には浅井周伯・林恒斎の『鼇頭溯洄集』が出、享保一三年（一七二八）には岡本一抱が『溯洄集倭語鈔』を著して『医経溯洄集』の説は日本の医界に浸透した。『和刻漢籍医書集成』第六輯解題に詳しい。

【明】

■玉機微義（ぎょくきびぎ）　〔三七〕

*劉純《りゅうじゅん》が、徐用誠の『医学折衷』を補訂して著した医方集。全五〇巻。洪武二九年（一三九六）自序。自序によると、劉純は師の馮庭幹より徐用誠の『医学折衷』を授かった。それは『*黄帝《こうてい》内経』を基本とし、古今の医書の奥旨を採り、*劉完素《りゅうかんそ》・*李東垣《りとうえん》・*朱丹渓《しゅたんけい》ら諸家の論集を折衷し、一派一学に固執せず、中風・痿・泄・瘧の諸門の診証・方例を新たに編み出している。劉純はこれら諸門に続添を付し、『玉機微義』と名付けたという。巻目次第は次の通り。

〔巻一〕中風、〔巻二〕痿証《いしょう》、〔巻三〕傷風、〔巻四〕痰飲《たんいん》、〔巻五〕滞下、〔巻六〕泄瀉《せっしゃ》、〔巻七〕瘧、〔巻八〕欬嗽《がいそう》、〔巻九〕熱、〔巻一〇〕火、〔巻一一〕暑、〔巻一二〕湿、〔巻一三〕燥、〔巻一四〕寒、〔巻一五〕瘡瘍、〔巻一六〕気証、〔巻一七〕血証、〔巻一八〕内傷、〔巻一九〕虚損、〔巻二〇〕積聚《しゃくじゅ》、〔巻二一〕消渇《しょうかち》、〔巻二二〕水気、〔巻二三〕脚気《かっけ》、〔巻二四〕諸疝、〔巻二五〕反胃《ほんい》、〔巻二六〕脹満、〔巻二七〕喉痺、〔巻二八〕淋閟、〔巻二九〕眼目、〔巻三〇〕牙歯、〔巻三一〕腰痛、〔巻三二〕腹痛、〔巻三三〕心痛、〔巻三四〕頭痛、〔巻三五〕頭眩、〔巻三六〕欬逆、〔巻三七〕心下痞満、〔巻三八〕吐酸、〔巻三九〕痓（痙）、〔巻四〇〕癘風《れいふう》、〔巻四一〕風癇《ふうかん》、〔巻四二〕破傷風、〔巻四三〕損傷、〔巻四四〕癍疹《はんしん》、〔巻四五〕黄疸、〔巻四六〕霍乱《かくらん》、〔巻四七〕厥、〔巻四八〕痺証、〔巻四九〕婦人、〔巻五〇〕小児。

各巻首に論があり、方剤が列挙される。劉純の続添文は「謹按」「按」の字を冠し行頭を一字分下げて書してある。引用文献名は明記される。およそ引用率の高い順に示せば、『和剤局方』、『三因方』、李東垣の書、*張仲景《ちょうちゅうけい》の書、朱丹渓の書、『厳氏済生方』、劉完素の書、『黄帝内経』、*王好《おうこう》古《こ》の書、『*小児薬証直訣《しょうにやくしょうちょっけつ》』、*張子和《ちょうしわ》の書、『衛生宝鑑』、*張元素《ちょうげんそ》の書、『*脈経《みゃくきょう》』、『本事方』、*陳《ちん》自明《じめい》の書、『*千金方《せんきんほう》』、『済生抜粋』などである。李朱医学を重んじる一方、『和剤局方』からの引用は際立って多い。

本書は中国では明清間に約一〇回ほど翻刻。朝鮮でも銅活字本がある。日本では曲直瀬道三が嘉靖九年（一五三〇）版を入手して長年にわたり深く研究した。『啓迪集』には四〇〇回に及ぶ引用がある。曲直瀬玄朔は松印軒玄忠に命じ慶長一〇年（一六〇五）に活字印行させた。次いで寛永五年（一六二八）の古活字版や寛文四年（一六六四）の整版がある。『和刻漢籍医書集成』第五輯に影印収録してある。

■医書大全（いしょたいぜん）　〔三八〕

*熊宗立《ゆうそうりつ》の増補編集になる医方全書。全二四巻。正統一一年（一四四六）自序刊。正式には『新編名方類証医書大全』と題し、日本で初めて印刷出版された医書として医学史上知られている。

本書の底本は元の*孫允賢《そんいんけん》『医方集成』まで遡り、熊宗立の祖の熊彦明が『医方集成』を増幅して『医方大成』を作った。さらにこれを熊宗立が敷衍したのが本書である。その間の伝本書誌については複雑な経緯があるが、ここでは略す。『医書大全』の巻目は次の通り。〔首巻〕医学源流、〔巻一〕風、〔巻二〕寒・暑・湿、〔巻三〕傷寒、〔巻四〕瘧・痢・嘔吐、〔巻五〕泄瀉《せっしゃ》・霍乱《かくらん》・秘結・咳嗽、〔巻六〕痰飲《たんいん》・喘急、〔巻七〕気、〔巻八〕脾胃・翻胃《ほんい》、〔巻九〕諸虚、〔巻一〇〕癆尸《ろうし》・咳逆・眩暈《げんうん》・五痺、〔巻一一〕頭痛・心痛、〔巻一二〕腰脇痛・脚気《かっけ》、〔巻一三〕五疸《ごたん》・諸淋《しょりん》・消渇《しょうかち》、赤白濁、〔巻一四〕水腫・脹満・積聚《しゃくじゅ》、〔巻一五〕宿食《しゅくしょく》・自汗・虚煩・健忘・癲癇・陰癩《いんたい》・痼冷・積熱、〔巻一六〕失血・下血・痔漏・脱肛・遺尿失禁、〔巻一七〕五臓内外因・眼目・耳、〔巻一八〕鼻・口舌・牙歯・咽喉・髪鬢《はつびん》、〔巻一九〕癰疽《ようそ》瘡癤《そうせつ》・瘰癧《るいれき》・瘡疥《そうかい》、〔巻二〇〕急救諸方・折傷・蠱毒《こどく》・解諸毒・湯薬、〔巻二一〕婦人調経衆疾論、〔巻二二〕妊育・胎前・産後、〔巻二三・二四〕小児。『医学源流』と題する別巻も付属し、太古より元までの諸名医の伝が掲載され、医学史書としての価値もある。

正統初版に次いで成化三年（一四六七）熊氏種徳堂重刊本も出た。この成化版は文明年間（一四六九～八七）に日本の堺の港に船載され、大永八年（一五二八）に幻雲（月舟寿桂）の跋を付して阿佐井野宗瑞により翻刻された。版木は後年まで伝えられて後印本も多く刷られた。国内外に二十数点は現存している。日本で慶長元年（一五九六）古活字版を皮切りにおびただしいほど翻刻を重ね流布した『医方大成論』は、『医書大全』の処方を略して論のみを抽出し一冊にまとめた国書で、医師の必読書とされた。その意味でも本書の存在は大きい。伝本書誌については『和刻漢籍医書集成』第七輯解題に詳記した。

〔三九〕

■本草品彙精要（ほんぞうひんいせいよう）

明の孝宗（明一〇代の弘治帝）の勅命により、*劉文泰《りゅうぶんたい》・王槃・高廷和が総裁、張瑜が総督、施欽・王玉が提調、絵図は王世昌が主導し、計49名の官僚が参画して弘治一八年（一五〇五）に奏上された明代唯一の勅撰本草。首一巻と本編四二巻。孝宗序には「『*証類本草《しょうるいほんぞう》』の煩瑣な記述を簡明化し、誤りを正し詳細を完備し、即時役立つ本草書を作る」とある。原本を見るとその図は精緻を極め、彩色が施されており、印刷出版を目的としたものとは考えられない。実際には皇帝ないしは皇族が宮中で本草（博物）を調べ、愛玩するための門外不出の豪華図鑑の作成を意図したものであろう。巻次第は次の通り。

〔首巻〕序・進表・序例・凡例・目録等、〔巻一～六〕玉石、〔巻七～一五〕草、〔巻一六～二一〕木、〔巻二二〕人、〔巻二三～二五〕獣、〔巻二六～二八〕禽、〔巻二九～三二〕虫魚、〔巻三三～三四〕果、〔巻三五～三七〕米穀、〔巻三八～四〇〕菜、〔巻四一〕本草図経本経外草類、〔巻四二〕有名未用・付録。図の数は一三五八。特殊な画材（絵具）を用い、構図の工夫や細微にわたる技巧は見る者を圧倒する。

弘治の原本は久しく宮中に秘蔵され、日本にその存在が知られたのは昭和に入ってからのこと。日本の本草学には全く影響は及ぼしていない。民国一二年（一九二三）に故宮の中正殿が焼けた際、あるいは翌年に馮玉祥が溥儀を追放した際に宮中より流出したとされるが、真実のほどは不明。民国二五～二六年（一九三六～三七）に商務印書館から図のない文章のみの活字本が出版されて世に知られる存在となった。原本は中国の名士の間を転々とし、一九六〇年に日本に渡り、武田長兵衛の蔵に帰し、現在は杏雨書屋の所有となっている。従来非公開であったが、二〇一〇～二〇一二年に原本の形態通りに影印出版され、その全貌が世に知られることになった。詳細は『本草品彙精要』解説」（武田科学振興財団・二〇一四）に記述してある。

■医学正伝（いがくせいでん）　〔四〇〕

*虞摶《ぐたん》の撰になる医論医方集。全八巻。正徳一〇年（一五一五）自序。巻目次第は次の通り。

〔巻一〕医学或問五十二条・中風・傷寒、〔巻二〕瘟疫《うんえき》・班疹・内傷・中暑・湿・燥・火熱・鬱・痰飲・咳嗽・哮喘《こうぜん》・瘧・霍乱《かくらん》・泄瀉《せっしゃ》、〔巻三〕痢・嘔吐・噎膈《いっかく》・飽逆《あくぎゃく》・呑酸《どんさん》・嘈雑《そうざつ》噯気《あいき》・痞満・腫脹・積聚《しゃくじゅ》・虚損・労極、〔巻四〕眩運《げんうん》（暈）・頭痛・胃脘痛《いかんつう》・腹痛・腰痛・脇痛・諸気・疝気・脚気《かっけ》・痛風・痿証《いしょう》・諸虫、〔巻五〕麻木《まぼく》・耳・目・口・喉痺・歯痛・鼻・血証・痔漏・汗証・痓（痙）・厥・癲狂癇《てんきょうかん》・怔忡《せいちゅう》驚悸《きょうき》健忘《けんぼう》・三消、〔巻六〕便濁・遺精・淋閉・秘結・黄疸・瘡瘍・癩風《らいふう》・破傷風、〔巻七〕婦人、〔巻八〕小児。各門首には病論と出典を明記した処方を列挙する。

中国では嘉靖一〇年（一五三一）の初刊本から万暦初期までに五版があるが、清刊本は確認されない。現代中国本は日本刊本に拠っている。朝鮮では歓迎され少なくとも六種の刊本が出た。日本では後世派医学の典範として最もよく浸透した。曲直瀬道三の永禄一二年（一五六九）識語に、道三は二十余年間この書を読んだと言っているから、一五四八年以前に道三はこの書を手に入れていたことになる。朝鮮版はもっと早く一五四四年以前に日本に伝入していたらしい。道三の『啓迪集』には*『玉機微義《ぎょくきびぎ》』に次ぐ三九一回の引用がある。日本での初刊は慶長二年（一五九七）の小瀬甫庵古活字版で、慶長八・一〇・一二年、元和二・七年と相次いで活字印行された。これほど多種の異植字版医書が出た例は他にない。さらに元和八年・寛永一一年・慶安二年・明暦三年・万治二年の整版印本がある。これらには永禄一二年の道三識語に並んで慶長九年の玄朔識語があり、本書は当門の至宝であると絶賛している。道三は巻首の「医学或問五十二条」を医学総論として特別重視し、講説を行った。このため当該部分は『医学正伝或問』と題して何度となく単行出版され、『医家七部書』にも収録。さらには岡本一抱の『医学正伝或問諺解』ほか、或問部分の注解書がいくつも著され、日本特有の状況を呈した。『和刻漢籍医書集成』第八輯に元和八年刊本を影印収録してある。

■医学入門（いがくにゅうもん）　〔四二〕

*李梴《りてん》の撰になる医学全書。首一巻と本編七巻。万暦三年（一五七五）付の李梴自序（医学入門引）がある。*朱丹渓《しゅたんけい》の門流を継いだ*劉純《りゅうじゅん》の『医経小学』を敷衍した書で、巻目は次の通り。

〔首巻〕集例・先天図・天地人物気候相応図・明堂仰伏臓腑図・用薬検方総目・釈方・音字・歴代医学姓氏・原道統・陰隲《いんしつ》・保養・運気、〔巻一〕経絡・臓腑・観形察色問症・脈訣・針道・灸法、

〔巻二〕本草、〔巻三〕外感・内傷、〔巻四〕雑病、〔巻五〕婦人・小児・外科、〔巻六〕雑病用薬賦、〔巻七〕婦人小児外科用薬賦・雑病総方・通用古方詩括・急救諸方・怪疾《かいしつ》・治法・習医規格。以上、本書は首巻と本編七巻から成り、そのうえ巻二がさらに二巻に分割されているため、全七巻とも全八巻とも全九巻とも記録される。

中国では本書は万暦初刊本以降、明〜清〜民国間に一定の評価を得て翻刻された。

朝鮮において本書は大いに歓迎され、自国医書では『東医宝鑑』、中国医書では『医学入門』と名指しされるほど重んじられた（三木栄『朝鮮医書誌』）。

日本には曲直瀬道三没の直後、慶長の役（一五九七年）あたりに朝鮮経由で伝えられたらしい。曲直瀬玄朔は朝鮮から最新医書の『*万病回春《まんびょうかいしゅん》』『医方考』『医学入門』の三書を得、各書を高弟の岡本玄治・長沢道寿・古林見宜にそれぞれ分与したという。この書を授った古林見宜は後に『医学入門仮名抄』を出版した。古活字版や元和三年（一六一七）整版、それ以降の重刊・重印本もある。八尾玄長が17巻本に改編した『合類医学入門』（一六六六刊）は日本で最も盛行した中国医学全書の一つになった。岡本一抱の『医学入門諺解』（一七〇九刊）もある。巻七の「通用古方詩括」や「習医規格」などは別に単行出版され、医家の間に出回った。『和刻漢籍医書集成』第九輯参照。

■本草綱目（ほうんぞうこうもく）〔四二〕

*李時珍《りじちん》の編になる明代を代表する私撰本草書。全五二巻。別に序目と図がある。時珍自身「嘉靖三一年（一五五二）に始め、稿を三度改めて万暦六年（一五七八）に終る」と述べているが、その後も没するまで（一五九三年か）改訂作業は続いたらしい。没後、息子の建中・建元・建方・建木が協力し、当時の著名人・王世貞の序（一五九〇年）を冠し、万暦二四年（一五九六）から間もないうちに金陵（南京）の胡承龍によって刊行された。よって金陵本と称される。

〔序目〕には王世貞序、輯書姓氏（編集担当者名一覧）、建元・建木らによる本草図、凡例、綱目がある。〔巻一〕序例上「歴代諸家本草」「引拠古今医家書目」「引拠古今経史百家書目」「采集諸家本草薬品総数」「神農本経名例」「陶隠居名医別録合薬分剤法則」「采薬分六気歳物」「七方」「十剤」「気味陰陽」「五味《ごみ》宜忌」「標本陰陽」「升降浮沈」「四時《しじ》用薬例」「五運六淫用薬式」「六臓六腑用薬気味補瀉」「五臓五味補瀉」「臓腑虚実標本用薬式」「引経報使」、〔巻二〕序例下「薬名同異」「相須相使相畏相悪諸薬《そうしゅそうしそういそうおしょやく》」「相反諸薬」「服薬食忌」「妊娠禁忌」「飲食禁忌」「*李東垣随証用薬凡例」「*陳蔵器《ちんぞうき》諸虚用薬凡例」「*張子和《ちょうしわ》汗吐下三法」「病有八要六失六不治」「薬対歳物薬品」「*神農本草経《しんのうほんぞうきょう》目録」「宋本草旧目録」。〔巻三・四〕「百病主治薬」。〔巻五〕水、〔巻六〕火、〔巻七〕土、〔巻八～一一〕金石、〔巻一二～二一〕草、〔巻二二～二五〕穀、〔巻二六～二八〕菜、〔巻二九～三三〕果、〔巻三四～三七〕木、〔巻三八〕服器、〔巻三九～四二〕虫、〔巻四三・四四〕鱗、〔巻四五・四六〕介、〔巻四七～四九〕禽、〔巻五〇・五一〕獣、〔巻五二〕

人。収載薬品数は有名未用品も含め総計一八九七種。記述方式は、従来の伝統本草が『神農本草経』以来歴代の本草書記載を順次追記するのに対し、従来の文献記述を内容別に「釈名」「集解」「正誤」「修治」「気味」「主治」「発明」「附方」などの項目に再編している。「附方」は当該薬物を用いた簡単な処方例で、その数は一万方を超える。

初刊本が刊行されるやたちまち高い評判を得、以後中国でも日本でも翻刻を重ね、「本草」といえば本書を指すほどになった。

日本へは刊行後一〇年も経ない慶長九年（一六〇四）以前に早くも渡来。林羅山は慶長一二年に徳川家康に献上した。まもなく第二版の江西本（一六〇三刊）や石渠閣重訂本も伝来し、これによって寛永一四年（一六三七）に和刻初版が出た。以後日本でも正徳四年（一七一四）稲生若水校正本まで約一〇種の版種がある。本草の文献資料は従来の『*証類本草《しょうるいほんぞう》』から『本草綱目』に移り、江戸博物学開花の引き金となった。

ただし難点もある。「引拠書目」に挙げられた書には、当時李時珍が見ることができず、孫引きと疑われる書が少なくなく、また文章を類別するために原文を割裂し、字句に至るまで思うがままに改竄を行ったのである。この点は後の考証学者の非難の的となった。『本草綱目』における諸家の引用文は、より解りやすいよう李時珍が字句を直しているので、原文に当たらないでそのまま孫引きすると、『本草綱目』から孫引きしたことが露見するため、注意が必要である。

和刻本には訓点が丹念に付されており、版によって付訓が異なるので、訓読の変遷も知りうる。日本語訳としては鈴木真海訳の『国訳本草綱目』（春陽堂・一九三四）があり、新註増補版も出ていて生薬研究には役立つが、中には信頼性の乏しい訳や頭注もある。『現代東洋医学』一五巻一号。

■素問霊枢註証発微（そもんれいすうちゅうしょうはつび）　〔四三〕

*馬蒔《ばじ》（馬玄台《ばげんだい》）の撰注になる『素問』『霊枢』の注解書。『黄帝内経素問註証発微』は全九巻・補遺一巻で、万暦一四年（一五八六）刊。『黄帝内経霊枢註証発微』は全九巻で、万暦一六年（一五八八）刊。両書を合わせて『素問霊枢註証発微』もしくは『内経註証発微』と称する。

『素問註証発微』は先人の注を過激なまでに批判するにもかかわらず、独自性を欠くとして後世批判を浴びることもあった。一方『霊枢註証発微』は『霊枢』を初めて注解した書として高く評価された。当時すでに『太素』は亡失していたからである。

日本へは初版本が早くに舶載され、秦宗巴がその研究に先鞭をつけ、『黄帝内経』研究の基本テキストとなった。梅寿は慶長一三年（一六〇八）に『素問註証発微』を、翌慶長一四年に『霊枢註証発微』を活字印行し、さらに寛永前期まで数種の古活字版が出版された。寛永五年には中野道伴が整版でこれを刊行した。日本における『黄帝内経』の出版は新校正注本（*王冰《おうひょう》・*林億《りんおく》注）よりも*馬蒔《ばじ》注『註証発微』が先行し、*張景岳《ちょうけいがく》『*類経《るいけい》』が流布するまで、『註証発微』は第一に尊重された。詳細は『針灸の歴史』参照。

■万病回春（まんびょうかいしゅん） 〔四四〕

＊龔廷賢《きょうていけん》の著作のなかでも最も広く知られ、日本の漢方に現在に至るまで大きな影響を及えている書。全八巻。筆者の推定では龔廷賢の生没はおよそ一五三九〜一六三二年で、中国では生存中に少なくとも六版を重ね、日本でも生存中に数版、初版より百年間におよそ三〇回も重刷された。このようなことは他に全く例がなく、その絶大な影響力を示すものである。

『万病回春』の初版本には万暦一五年（一五八七）の龔廷賢・舒化の序、万暦一六年の舒汝陽・海陽王崑湖・茅坤の序が付いていて、出版経緯が記され、万暦一六年（一五八八）に金陵において出版されたことが分かる。巻目次第は次の通り。

〔巻一孝集〕万金一統述・薬性歌・諸病主薬・釈形体・週身臓腑形状・人身背面手足之図・十二経脈歌・十二月七十二候歌、〔巻二弟集〕中風・傷寒・中寒・瘟疫《うんえき》・中暑・中湿・火証・内傷・飲食・鬱証・痰飲《たんいん》・咳嗽・喘急・哮吼《こうこう》、〔巻三忠集〕瘧疾・痢疾・泄瀉《せっしゃ》・霍乱《かくらん》・嘔吐・翻胃《ほんい》・呃《いつ（あく）》逆《ぎゃく》・噯《あい》気《き》・呑酸《どんさん》・嘈雑《そうざつ》・諸気・青筋《せいきん》・痞満・鼓脹・水腫・積聚《しゃくじゅ》・五疸《ごたん》・痼冷・班疹・発熱、〔巻四信集〕補益・虚労・失血・悪熱《おねつ》・悪寒《おかん》・汗証・眩暈《げんうん》・麻木《まぼく》・癲狂・癇証・健忘・怔忡《せいちゅう》・驚悸・虚煩・不寐・邪祟《じゃすう》・厥証・濁証・遺精・淋証・関格・遺溺《いにょう》・小便閉・大便閉・大小便閉・痔漏・懸癰《けんよう》・体気・脱肛・諸虫、〔巻五礼集〕頭痛・鬢髪《びんぱつ》・面・耳・鼻・口舌・牙歯・眼目・咽喉・結核・梅核気・癭瘤《えいりゅう》・肺癰・肺痿・心痛・腹痛・腰痛・脇痛・臂痛・背痛・痛風・脚気《かっけ》・癩疝《たいせん》・痿躄《いへき》・消渇《しょうかち》・痓（痓病）、〔巻六義集〕婦人科（調経・経閉・血崩・帯下・虚労・求嗣・妊娠・産育・小産・産後・乳病・乳岩《にゅうがん》・婦人諸病）、〔巻七廉集〕小児科（急驚・慢驚・疳疾・癖疾・諸熱・感冒・傷食・腹脹・嘔吐・泄瀉・吐瀉・痢疾・瘧疾・咳嗽・喘急・小児初生雑病・胎熱・胎寒・臍風・撮口・胎驚・夜啼・中悪《ちゅうあく》・天吊《てんちょう》・鵝口・口瘡・重舌・木舌・走馬牙疳・愛吃泥土《あいきつでいど》・丹毒・赤腫・喉痺・眼痛・膿耳・鼻瘡・頭瘡・臍瘡・諸虫痛・尾骨痛・疝気・盤腸・脱肛・遺尿《いにょう》・尿濁・便血・下淋・吐血・小便不通・大便不通・水腫・黄疸・自汗・発斑・解顱《かいろ》・鶴節・行遅・髪遅・語遅・歯遅・亀胸・亀背・痘瘡・麻疹）、〔巻八耻集〕癰疽《ようそ》・瘰癧《るいれき》・疔瘡・便毒・下疳・楊梅瘡・臁瘡《れんそう》・疥瘡・癬瘡・禿瘡・癜風《でんふう》・癘風《らい(れい)ふう》・諸瘡・杖瘡・折傷・金瘡・破傷風・湯火・虫獣・中毒・骨鯁《こつこう》・五絶・膏薬・通治・奇病・雲林暇筆・龔氏家訓《きょうしかくん》。

本書は刊行後すぐに日本に渡来し、翻刻された。慶長前期刊の古活字版が現存している。『万病回春抄』『万病回春抜粋』『万病回春発揮』『万病回春指南』『万病回春病因指南』『万病回春脈法指南』『万病回春弁薬集』『万病回春薬性註解』『万病回春万金一統述鈔』『万病回春名物考』といった節略抜粋本・解説書の類が続々と世に現れた。和文に書き下して『俗解龔方集』（苗村丈伯・一六九三刊）と名づけた書もある。温清飲・加味温胆湯・栝楼枳実《かろきじつ》湯・芎帰調血飲・滋陰降火湯・升麻葛《しょうまかっ》根《こん》湯・潤腸湯・清上防風《ぼうふう》湯・疎肝湯・疎経活血湯・二朮《じゅつ》湯・分消湯など、『万病回春』を出典として今日用いられる漢方処方は多数ある。『万病回春』の書誌はかつて『和刻漢籍医書集成』第一一輯の解題で詳しく述べたが、その時点で未発見であった初版本が最近出現して杏雨書屋の蔵に帰した（『漢方の臨床』六七巻一二号・二〇二〇）。

■類経（るいけい・るいきょう）　〔四五〕

張介賓《ちょうかいひん》（*張景岳《ちょうけいがく》）の撰になる『*黄帝《こうてい》内経』の再編・注釈書。『類経』本編三二巻、『類経図翼』一一巻、『類経附翼』四巻。天啓四年（一六二四）葉秉敬序刊。

本書は『素問』と『霊枢』の二書の文章を分解し、内容により類をもって経文を再編し、さらに注釈を加えた書である。『黄帝内経』の別テキストとも注釈書とも言える。この点、『太素』と同類の性格を有している。張介賓は*滑寿《かつじゅ》の『読素問抄』を参考にしたという。『類経』の巻次第は次の通り。

〔巻一〕摂生、〔巻二〕陰陽、〔巻三・四〕蔵象、〔巻五・六〕脈色、〔巻七〜九〕経絡、〔巻一〇〕標本、〔巻一一〕気味、〔巻一二〕論治、〔巻一三〜一八〕疾病、〔巻一九〜二二〕針刺、〔巻二三〜二九〕運気、〔巻三〇〜三二〕会通。

『類経図翼』は文章で解きえなかった事象を図解。〔巻一・二〕運気、〔巻三〜一〇〕経絡、〔巻一一〕針灸要覧。

『類経附翼』は補遺論。〔巻一〕医易、〔巻二〕律原、〔巻三〕求正録、〔巻四〕針灸諸賦。

『類経』天啓刊本は寛永一九年（一六四二）には幕府の文庫に入った。寛文年間（一六六一〜七三）の初期には儒者の鵜飼石斎が訓点を付した大部の和刻本が上梓され、これによって『黄帝内経』の研究は『註証発微』*馬蒔《ばじ》説から『類経』張介賓説に転じた。同時に『類経』を再解体して『素問』『霊枢』に戻した無注本『黄帝内経』も作られ出版された。このいわゆる類経本『素問』『霊枢』は大量に刷られて流行した。『類経』の経文は張介賓が自己の考えによって字句を改めたところがある。類経本『黄帝内経』を用いるにあたっては、その書は『類経』の経文によって作られたことを知っておく必要がある。類経本『素問』『霊枢』はかつて『意釈類経』（たにぐち書店・一九九六〜二〇一一）に影印付録した。

【清】

■温疫論（うんえきろん）　［四六］

呉有性（*呉又可《ごゆうか》）の撰になる温疫病の医論・医方書。全二巻。崇禎一五年（一六四二）自序刊。明末に著された医書としては今日最も著名で、以後の中国医学を左右するほどの影響力を持ち、温病学という一医学領域を生む母体となった。ここで言う温疫とは異気（戻気・癘気）による伝染病で、いくつもの種類がある。口や鼻から感染して体内に入り、半表半裏の膜原に侵入する。この時点では発病に至らず、異気が最終的に達した部位でそれなりの症状を呈することになる。診断には舌診を重視し、達原飲や三消飲などの方剤を創案した。中国では洪天錫『補注瘟疫《うんえき》論』、鄭重光『温疫論補注』、孔以立『医門普度瘟疫論』、*戴天章《たいてんしょう》『広瘟疫論』、劉奎『瘟疫論類編』、*喩昌《ゆしょう》『温疫発微』、余師愚『疫疹一得《えきしんいっとく》』、*葉天士《しょうてんし》『温熱論治』、呉瑭『温病条弁』、*陳平伯《ちんへいはく》『温熱病指南集』、*王士《おうし》雄《ゆう》『温熱経緯』などがこれに続き、現代中医学にまで及んだ。

日本には温疫学は受容されなかったとする向きもあるが、そうとは言えない。荻野元凱《おぎのげんがい》・黒弘休伯《きゅうはく》・山崎克明・百々俊徳らがそれぞれ校訂本・校注本を刊行。元木子陽《もときしよう》『温疫論正誤』、高橋篤之『温疫溯源』、蝦惟義《えみこれよし》『温病論』、畑黄山《はたこうざん》『弁温疫論』、最里公済《さいりきみなり》『温疫随筆』、松尾茂師《まつおしげのり》『温疫論反案』、中神琴渓《なかがみきんけい》『温疫論国字解』、大喜多泰山《おおきたたいざん》『温疫方論解』、荻野元凱『温疫余論』、長谷川松《はせがわしょう》山《ざん》『瘟疫論正誤』、岡敬安《おかけいあん》『温疫論闕疑略記』、小畑良卓《おばたりょうたく》『温疫論発揮』、山田業広《やまだなりひろ》『温疫論札記』、秋吉質《あきよしただし》『温疫論私評』、森立之《もりたつゆき》『温疫論劄記』、山前玄春《やまざきげんしゅん》『温疫論伝言』、田中華城《たなかかじょう》『温疫論集覧』など、『温疫論』が日本の医界に巻き起こした反響は絶大であったと言っても過言ではない。『和刻漢籍医書集成』第一五輯解題参照。

■医宗金鑑（いそうきんかん） 〔四七〕

『医宗金鑑』は『御纂医宗金鑑』とも称し、清の乾隆帝（高宗）の勅命により編纂された一大医学全書である。全九〇巻。乾隆七年（一七四二）に完成し、乾隆帝の御覧に供された。清は満州族の王朝であるが、康熙帝・雍正帝の優れた政治によって国は富み、文化は興隆し、乾隆帝に至って極盛期を迎えた。本書は医書編纂・出版におけるその象徴的存在である。編集は太医院で行われ、多くの医官が携わったが、代表者たる総修官は*呉謙《ごけん》と劉裕鐸の二名である。編纂事業は乾隆四年（一七三九）に開始され、同七年に上奏。巻目次第は次の通り。

〔巻一～一七〕『訂正傷寒論註』、〔巻一八～二五〕『訂正金匱要略註』、〔巻二六～三三〕『刪補名医方論』、〔巻三四〕『四診心法要訣』、〔巻三五〕『運気要訣』、〔巻三六・三八〕『傷寒心法要訣』、〔巻三九～四三〕『雑病心法要訣』、〔巻四四～四九〕『婦科心法要訣』、〔巻五〇～五五〕『幼科雑病心法要訣』、〔巻五六～五九〕『痘疹心法要訣』、〔巻六〇〕『幼科種痘心法要旨』、〔巻六一～七六〕『外科心法要訣』、〔巻七七・七八〕『眼科心法要訣』、

〔巻七九〜八六〕『刺灸心法要訣《しきゅうしんぽうようけつ》』、〔巻八七〜九〇〕『正骨心法要旨』。

初版は清中央政府の出版を管轄した武英殿で印刷された。武英殿での官版を武英殿版、略して殿版という。この初版は1字1字を組み合わせた木活字版で、中国では聚珍版と称している。以来中国では翻刻を重ね、流布した。日本では寛政四年（一七九二）に『訂正傷寒論註』のみが単行出版されている。

あとがき

大修館書店より『日本漢方典籍辞典』『新版 漢方の歴史』『針灸の歴史』を刊行させて頂いているが、本書はこれに次ぐ、中国医学に関する人物・書籍辞書のごときものである。人物編では伝記を主軸としつつも著述の説明に重きを置いた。従って「書名索引」を利用すれば、『中国医学書辞典』としての機能を果たしうると考えている。本書執筆の経緯と編集方針については「まえがき」に詳述した。

表紙の挿画は、我が家に伝わり、父丈夫が師とした荒木性次宅に長年置かれ、先年我が家に返却された『列仙伝絵巻』（現在は武田科学振興財団に寄贈済）から採ったものである。仙人達の絵であるが、古来神仙は方技（医学）に属し、仙人は不老長寿の医術を実践した人達である。ちなみに龍に乗って琴を奏でる美女は太真王夫人、雲上で白鹿の車を操るのは衛叔卿、仙人の広成子に拝礼して教えを乞うのは黄帝、龍の口に針術を施すのは馬師皇である。父の遺愛品で拙著を飾ることができたことは内心とても嬉しい。

私がこの世界に入ったのは祖父富吉、父丈夫、矢数有道、矢数道明、大塚敬節・恭男父子の影響が強い。富吉は青山胤通院長の東大病院の薬局で丹羽藤吉郎に学び、丈夫は熊本薬専で丹波敬三（東京薬専初代校長）・池口慶三（二代校長）の門下である村山義温（のち東薬校長）に学んだ。丈夫は戦地中国で矢数有道（湖北省華容鎮で戦病死）に漢方を学び、私はその兄の矢数道明（南方ブーゲンビル島より生還）を師とした。また大塚敬節の知遇を得、その令息大塚恭男を私は敬愛して止まなかった（以上敬称略）。本書に登場する人物すべてにおいてそれが言えるが、歴史の因果を痛感せずにはいられない。むろん他の先人・友人からも多くのことを学んだ。

本書の編集業務を担当下さった池田菜穂子女史・向井みちよ女史・今城啓子女史、私に研究執筆の場を提供して下さった坂田幸治医聖社社長、とりわけご無理をお願いして印刷校正刷をご校閲頂き多くのご指摘を賜った東洋鍼灸専門学校の荒川緑先生、そして何よりも本書の利用者には心から篤く御礼申し上げる。

令和四年十月二十一日

著者記す

無冤録述　81
無求子傷寒百問方　48
め　名医方考　122
名医類案　108
明教方　170
明堂　→黄帝内経明堂
明堂人形図　31
も　問斎医案　160
や　薬齏医学叢書　168
薬性元解　155
薬注難経　74
薬品化義　131
薬類法象　76
よ　瘍医証治準縄　122
幼科釈謎　153
幼科証治準縄　122
瘍科心得集　157
幼科発揮　107
楊氏家蔵方　60
養生四要　107
養生必用方　42
養素園伝信方　155
羊中散方　22
楊梅瘡論治方　110
要薬分剤　153
用薬法象　76
幼幼集　114
幼幼新書　54
養老奉親書　49
余注傷寒論翼　163
余聴鴻医案　163
ら　雷公炮炙論　23
雷公炮製薬性解　131
雷公薬対　26
落年方　26
蘭室秘蔵　76, 80, 82
蘭台軌範　150
り　利済十二種　155
痢証三字経　162
理瀹駢文　162
柳選四家医案　163
療脚弱雑方　26
療婦人瘕　26
侶山堂類弁　144
旅舎備急方　51
臨床指南医案　148
る　類経　**254**
類証普済本事方後集　56
流注指要賦（通玄指要賦）　77
れ　霊枢　→黄帝内経霊枢
霊枢懸解　149
霊素商兌　173
霊素節要浅注　154
嶺南衛生方　79
歴代名医蒙求　62
ろ　録験方　31
六訳館叢書　166
六科証治準縄　122
魯府禁方　127

張仲景五蔵論　74
張文仲方　34
直指　112
褚氏遺書　23
陳修園医書　154
珍珠嚢　82
陳養晦先生傷寒五法　130
つ　通俗傷寒論　153
て　丁氏医学叢書　172
田氏保嬰集　82
と　湯液本草　77
東垣試効方　76, 80
東垣十書　**238**
痘科鍵　138
董氏斑疹備急方論　51
痘疹活幼心法　124
銅人腧穴針灸図経　**225**
痘疹真詮　153
痘疹心法　107
痘疹正宗　111
竇太師流注指要賦　81
痘治理弁　105
洞天奥旨　146
湯頭歌訣　143
読素問鈔　105
敦煌医書　**223**
な　内外傷弁惑論　76, 80
内外二景図　48
難経　→黄帝八十一難経
難経解義　45
難経経釈　150
難経懸解　149
難経正義　114
難経本義　**238**
南陽活人書　48
に　日用本草　83
任応秋医学全集　185
の　嚢露集　155
は　博済方　41
范汪方　21
瘢論萃英　82
ひ　脾胃論　76, 80, 82
備急灸法　67
備急総効方　55
此事難知　78, 82
必効方　35
秘伝活幼全書　98
百病鉤玄　91
病機沙篆　132
標題原病式　91
標幽賦　77
病理発揮　171
瀕湖脈学　118
ふ　風科集験名方　75
婦科玉尺　153
婦科心鏡　113
普済方　95
普済本事方　56
傅氏眼科審視瑶函　136
武昌医学館叢書　164
傅氏幼科　137
婦人胎蔵経　17
婦人良方　**232**
傅青主女科　137
傅青主男科　137
勿聴子俗解八十一難経
101
普渡慈航　128
へ　片玉心書　107
片玉痘疹　107
弁証録　146
弁脈篇　153
ほ　方彙　157
龐氏家蔵秘方　45
方氏編類（類編）家蔵集要方　59
補闕肘後百一方　25
保赤全書　111
蒲輔周医案　182
蒲輔周医療経験　183
保命歌括　107
補要袖珍小児方論　114
補養方　35
本経序疏要　158
本経続疏　158
本経疏証　158
本経逢原　138
本事方　56
本事方後集　56
本草衍義　47
本草衍義補遺　87
本草音義　27, 31
本草求真　151
本草経読　154
本草原始　125
本草綱目　**249**
本草綱目拾遺　155
本草詩訣　79
本草拾遺　36
本草従新　151
本草集要　102
本草崇原　144, 145
本草単方　126
本草通玄　132
本草発揮　108
本草備要　143
本草品彙精要　**245**
本草弁異　66
本草補遺　45
本草蒙筌　109
本草問答　162
本草薬性　31
本草話　155
ま　馬王堆医書　**190**
万氏女科　107
万病回春　**252**
万密斎医学全書　107
み　脈学発微　168
脈経　19, **212**
脈訣　57
脈訣彙弁　131
脈訣刊誤集解　69, 105
脈訣考証　118
脈訣正義　114
脈語　122
脈象統類　153
脈法篇　45
脈理求真　151
脈理存真　89
明医雑著　102
明医指掌図　112
む　無冤録　81

疹科類編　127
針灸四書　77
針灸資生経　61
針灸聚英発揮　111
針灸節要　111
針灸大成　119
針灸大全　95
針灸択日編集　98
針灸問対　105
針灸要鈔　26
針経　→黄帝内経霊枢
針経指南　77
針経節要　81
針経摘英集　81
仁斎傷寒類書活人総括　68
仁斎直指小児方論　68
仁斎直指方論　68
仁斎直指方論医脈真経　68
沈氏女科輯要　152
沈氏尊生書　153
慎疾芻言　150
深師方　23
新修本草　**220**
審視瑶函　136
診宗三昧　138, 142
仁存孫氏治病活法秘法　85
診断提綱　171
神農本草経　**192**
神農本草経疏　126
神農本草経百種録　150
針方　31
針方六集　123
診余集　163
す　推求師意　92, 105
随身備急方　34
随息居飲食譜　159
瑞竹堂経験方　84
図註八十一難経　104
図註脈訣　104
せ　世医得効方　82
西渓書屋夜話録　159
静香楼医案　148
聖済総録　**229**
成方切用　151
世補斎医書　160
石山医案　105
石室秘録　146
赤水玄珠　124
錫類鈐方　90
是斎百一選方　61
節斎公胎産医案　102
節斎小児医書　102
薛氏医案　108
薛氏湿熱論歌訣　159
摂生閑覧　155
摂生衆妙方　116
洗冤集録　64
串雅　155
千金方・千金翼方　**218**
千金方衍義　138
先醒斎筆記　126
全幼心鑑　97
そ　曹穎甫医案　169
僧深方　23
増訂医方歌訣　159
蔵府通詮　170
臟腑標本薬式　74
鼠疫概論　176
続易簡方後集　64
続易簡方脈論　64
続易簡方論　66
続医説　63
続名医類案　109, 151
祖剤　130
蘇沈内翰良方　45
蘇沈良方　45
素問　→黄帝内経素問
素問懸解　149
素問玄機原病式　**236**
素問呉註　123
素問鈔　89
素問直解　145
素問入式運気論奥　**226**
素問病機気宜保命集　73
素問霊枢註証発微　**251**
素問霊枢類纂約註　143
素霊微蘊　149
孫氏医案　124
孫氏伝家秘法方　43
存真環中図　49
た　太医院経験奇効良方大全　99
太乙仙製本草薬性大全　110
大観本草札記　164
内経運気要旨論　73
内経合璧　146
内経拾遺方論　69
内経詮釈　150
内経知要　131, 150
内経弁惑提綱　170
退思集類方歌　159
体仁堂医薬叢刊　167
泰定養生主論　82
太平聖恵方　**224**
丹渓心法　87
丹渓先生金匱鉤元　92
丹台玉案　136
談道術　26
澹寮集験方　79
ち　治哮証読　152
治雑病読　152
治腫秘方　106
注解傷寒論　72
仲景全書　123, 134
肘後救卒方　21, 25
中国医学源流論　170
中国医学史　183
中国医学史図鑑　185
中国医学大辞典　170
中国医学大成　174
中国医史　176, 181
中国針灸治療学　175
中国薬学大辞典　185
肘後備急方　**214**
中西匯通医経精義　162
中西匯通医書五種　162
中薬的現代研究　178
長沙方歌括　154
長沙薬解　149
張氏医通　138
張氏医通纂要　139

四逆三部厥経　17
試効神聖保名方　99
士材三書　132
史載之方　46
視診心編　152
四聖懸枢　149
集注傷寒論　134
湿熱条弁　150
湿熱論歌訣　159
四部総録医薬編　172
時方歌括　154
時方妙用　154
积澹寮方　79
寿域神方　97
儒医精要　103
集験医方　119
集験方　27
重校証活人書　48
周氏医学叢書　163
十四経発揮　**237**
袖珍方大全　95
十便良方　56
十薬神書　86
十薬神書註解　154
種杏仙方　127
祝由録験　155
朱氏集験方　66
寿親養老新書　49
寿世保元　127
主対集　45
諸脈主病詩　153
儒門事親　**236**
葉案存真　148
傷寒医鑑　73
傷寒温疫条弁　152
傷寒蘊要　105
傷寒会要　76
傷寒活人書　48
傷寒括要　132
傷寒家秘的本　97
傷寒貫珠集　148
傷寒観舌心法　125
傷寒懸解　149
傷寒兼証析義　142
傷寒五法　130
傷寒瑣言　97
傷寒纘論　138
傷寒指掌　152
傷寒集注　153
傷寒質難　171
傷寒証治類方　122
傷寒尚論篇　133
傷寒緒論　138
傷寒新義　171
傷寒真方歌括　154
傷寒説意　149
傷寒舌鑑　142
傷寒舌弁　125
傷寒総病論　45
傷寒摘錦　107
傷寒発微　169
傷寒微旨論　41
傷寒百証歌発微論　57
傷寒表　160
傷寒附翼　146
傷寒分経　151
傷寒方解　171
傷寒補天石　135
傷寒補亡論　56
傷寒明理続論　97
傷寒明理方論　72
傷寒明理論　72
傷寒要旨　60
傷寒来蘇集　146
傷寒六書　97
傷寒六経定法　153
傷寒類証　123
傷寒類証活人書　48
傷寒類方　150
傷寒論　**208**
傷寒論今釈　174
傷寒論後条弁　142
傷寒論綱目　153
傷寒論三注　145
傷寒論集注　144, 145
傷寒論指微　42
傷寒論輯義按　168
傷寒論条弁　118
傷寒論蜕　170
傷寒論贅余　142
傷寒論串解　154
傷寒論浅注　154
傷寒論浅注補正　162
傷寒論注　146
傷寒論直解　147
傷寒論読　152
傷寒論本旨　157
傷寒論翼　146
升降秘要　155
慈幼綱目（疹科）　127
少小百病雑方　26
葉氏録験方　58
小青囊　135
章太炎先生霍乱論評註
　169
証治主方　160
証治準縄　122
証治要訣　92
証治類方　92
小児衛生総微論方　65
小児方　26
小児薬証直訣　**231**
小児顱顖方　17
小品方　**215**
証脈薬截江網　97
証類本草　**227**
徐王八世家伝効験方　26
女科証治準縄　122
女科読　152
女科要訣　153
女科要旨　154
如宜方　88
食医心鑑　38
食医心鑑纂要　98
食療本草　35
徐嗣伯薬方　26
諸症弁疑　103
諸病源候論　**217**
徐文伯薬方　26
神応経　96
診家枢要　89
診家正眼　132

韓氏医通　110
漢書芸文志・方技　**189**
き　奇経八脈考　118
奇効医述　124
奇効良方　99
魏氏家蔵方　62
擬進活人参同余議　63
擬進太平恵民和剤類例　63
奇薬備考　155
瘧論注　145
急救良方　116
灸膏肓腧穴法　54
救荒本草　95
郷薬集成方　96
郷薬採取月令　96
玉函経　57
玉函方　21
玉匱針経　17
玉機微義　**242**
玉楸薬解　149
局方発揮　**240**
御薬院方　78
銀海指南　156
金匱玉函経二注　145
金匱懸解　149
金匱発微　169
金匱方歌括　154
金匱薬方　21
金鏡内台方議　94
金匱要略　**210**
金匱要略今釈　174
金匱要略心典　148
金匱要略浅注　154
金匱要略浅注補正　162
金匱翼　148
近時十便良方　56
錦芳太史医案求真初編　151
金蘭循経　88
く　寓意草　133
臞仙活人心法　97
群経見智録　168
け　鍥王氏秘伝叔和図註釈義脈訣評林捷径統宗　110
鍥王氏秘伝図註八十一難経評林捷径統宗　110
景岳新方歌括　157
景岳新方砭　154
景岳全書　129
経効産宝　38
経史証類備急本草　→証類本草
痙書　118
鍥太上天宝太素張神仙脈訣玄微綱領統宗　110
経方実験録　169
雞峰備急方　65
雞峰普済方　43, 65
経絡十二論　86
外科啓玄　125
外科集験方　100
外科証治全生集　149
外科真詮　157
外科精義　85
外科正宗　125
外科精要　67
外科大成　146
外科理例　105
外台秘要方　**221**
潔古家珍　74, 82
潔古珍珠囊　74
潔古老人注王叔和脈訣　74
謙益斎外科医案　157
軒岐救正論　136
原機啓微　90
元亨療馬集　130
乾坤生意　97
厳氏済生方・続方　**234**
験方書　45
こ　広愛書　96
広瘟疫論　145
甲乙経　**213**
皇漢医学叢書　185
校勘通俗傷寒論　154
黄渓大案　170
膏肓灸法　54
膏肓腧穴灸法　54
広嗣紀要　107
洪氏集験方　55
黄帝三部針灸甲乙経　→甲乙経
黄帝素問宣明論方　73
黄帝内経呉註　123
黄帝内経素問　**196**
黄帝内経素問集注　144
黄帝内経太素　**201**
黄帝内経明堂　**204**
黄帝内経霊枢　**200**
黄帝内経霊枢集注　144
黄帝八十一難経　**206**
湖海奇方　94
呉鞠通医案　156
古今医鑑　111, 127
古今医統正脈全書　122
古今医統大全　113
古今録験方　31
五色診病　14
古代疾病名候疏義　173
呉普本草　19
さ　済陰綱目　127
崔禹錫食経　31
崔氏食経　31
再重訂傷寒集注　153
崔真人脈訣　57
済世全書　128
済生抜粋　81
済陽綱目　127
痧脹玉衡書　143
殺車槌法方　97
雑病源流犀燭　153
察病指南　**233**
雑病証治準縄　122
雑病証治類方　122
雑療方　26
雑類名方　82
三因極一病証方論　59
三因方　59
三家医案合刻　150
三元参賛延寿書　81
三三医書　163
産宝　38
し　四科簡効方　159

〈書名〉

い

医医説　157
医医病書　156
医韻統　91
伊尹湯液仲景広為大法　78
医学革命論選　173
医学課児策　157
医学啓源　73, 74
医学啓蒙　86
医学見能　162
医学源流肯綮大成　120
医学源流論　150
医学綱目　92
医学三字経　154
医学実在易　154
医学従衆録　154
医学捷径　113
医学真伝　145
医学正伝　**246**
医学衷中参西録　167
医学統旨　106
医学読書記　148
医学入門　**247**
医学発明　76, 82
医学六要　113
医貫　120
医貫砭　150
易簡方　61
易簡方糾繆　63
医軌　170
胃気論　147
育嬰秘訣　107
医経正本書　59
医径句測　142
医経原旨　150
医経小学　94
医経溯洄集　**240**
医経読　152
医原　161
医史　109
医旨緒余　124
医師秘笈　150
医醇　161
医醇賸義　161
医幟　127
医書大全　**243**
頤生微論　131
医説　62
医宗金鑑　**257**
医宗粋言　121
医宗必読　131
聿修堂医学叢書　164
一提金　97
医統正脈全書　122
医方歌訣　159
医方歌括串解　159
医方考　122
医方集解　143
医方集成　84
医方証治彙編歌訣　159
医方選要　100
医方大成　84
医門棒喝　157
医門法律　133
医略　160
医略正誤　115
医量　170
医林改錯　158
医林集腋　155
医林集要　101
医林約法三章　160
医林類証集要　101
医壘元戎　77, 82
医論問答　102
陰証略例　78, 82
飲食篇　143
飲膳正要　83

う

温疫論　**256**
運気易覧　105
雲岐子七表八裏九道脈訣論并治法　81
雲岐子保命集論類要　82
雲岐子論経絡迎随補瀉法　81
温熱経緯　159
温熱暑疫全書　145
温熱病指南集　156
温熱逢源　163
温熱論　148
温病合編　161
温病条弁　156
温病明理　168
温病論衡　182
雲林神彀　127

え

嬰孺論　42
衛生家宝産科備要　57
衛生針灸玄機秘要　119
衛生宝鑑　80, 82
嬰童百問　70
永類鈐方　90
疫痧草　156
疫疹一得　152

お

王翰林集註黄帝八十一難経　40
欧希範五蔵図　49
王旭高医書六種　159
王旭高臨床医案　159
王氏医案　159
汪石山医書　105

か

洄渓医案　150
外証医案彙編　163
咳論注　145
格致余論　**239**
加減十三方　86
脚気治法総要　51
活人事証方　63
活人事証方後集　63
活人書　48
活人心　97
活人心統一　103
活法機要　82, 87
活幼口議　79
活幼心書　79
家伝日用本草　83
家伝秘方　26
花薬小名録　155
華洋臓象約纂　160
家用方　157
簡易方論　68
眼科大全　136
環渓草堂医案　159
管見大全良方　67

陳存仁　185
陳長卿　130
陳直　49
陳定泰　161
陳文貴　182
陳平伯　156
陳邦賢　183
陳無咎　169
て　程応旄　142
丁甘仁　166
程迥　59
丁福保　171
程門雪　181
と　陶華　97
董汲　51
陶弘景　24, 214
董宿　99
唐慎微　46, 227
唐宗海　162
湯飛凡　175
董奉　19
竇黙　77
独立性易　134
杜思敬　81
に　任応秋　185
任彦国　106
は　馬栄宇　131
伯高　7
馬玄台　→馬蒔
馬蒔　113, 251
馬師皇　8
馬文昭　176
范汪　21
ひ　費伯雄　161
ふ　伏羲　4
武之望　126
傅仁宇　136
傅青主　137
傅連暲　178
文摯　11
聞人耆年　67
へ　扁鵲　9
ほ　龐安時　45
方賢　99
方導　59
方有執　118
朴允徳　96
繆希雍　126
蒲輔周　182
ま　万全　107
も　孟継孔　114
孟詵　35
ゆ　尤怡　148
熊宗立　100, 243
喩傑　130
兪根初　153
喩昌　133
喩仁　→喩傑
兪拊　8
よ　楊介　49
楊簡　184
羊欣　22
楊継洲　119
楊玄操　34
楊士瀛　68
楊守敬　164
楊上善　33, 201, 204
姚僧垣　26
楊倓　60
楊東岳　184
楊用道　214
楊栗山　152
余雲岫　172
余応奎　120
余景和　163
余霖　152
ら　雷公　8
雷斅　23
駱龍吉　69
羅周彦　121
羅知悌　68
羅天益　80
り　陸淵雷　174
陸懋修　160
李杲　→李東垣
李時珍　116, 249
李象　114
李中梓　131
李仲南　89
李中立　125
李朝正　55
李樫　60
李梴　115, 247
李濤　176
李東垣　76, 238, 249
李鵬飛　81
劉温舒　50, 226
劉河間　→劉完素
劉完素　72, 236
劉瑾　96
劉純　94, 242
劉信甫　63
劉文泰　104, 245
劉昉　54
柳宝詒　162
梁伯強　179
廖平　166
呂広　17
呂復　90
李濂　109
林億　43
林幾　171
れ　黎民寿　68
ろ　楼英　91
盧祖常　63
魯伯嗣　70

伍連徳　176
さ　崔禹錫　31
崔嘉彦　57
薩徳弥実　84
昝殷　38
し　史載之　46
施発　66, 233
謝観　170
釈継洪　79
謝志光　177
謝誦穆　182
周曰校　128
周学海　163
周守忠　62
周天錫　79
周文采　100
周揚俊　144
祝味菊　170
朱権　96
朱肱　47
朱佐　66
朱橚　95
朱震亨　→朱丹渓
朱巽　138
朱丹渓　87, 239, 240
朱端章　57
朱沛文　160
淳于意　→倉公
鍾馗　38
聶久吾　123
蕭京　136
葉桂　→葉天士
章太炎　168
葉大廉　58
承淡安　175
葉天士　147
章楠　157
葉文齢　106
章炳麟　→章太炎
蔣宝素　160
初虞世　42
徐之才　25
徐春甫　112
舒詔　153
徐大椿　150
徐鳳　95
徐用和　86
沈括　44
申拱宸　125
沈金鰲　153
甄権　30
沈克非　181
深師　23
沈自南　143
神農　4
沈又彭　152
甄立言　31
す　鄒岳　157
鄒澍　158
せ　斉徳之　85
成無己　72
石寿棠　161
赤松子　5
薛己　107
薛雪　149
施沛　130
銭乙　42, 231
全元起　24
全循義　98
銭大用　98
そ　曹穎甫　169
巣元方　30, 217
倉公　14
宋慈　64
曽世栄　79
荘綽　54
曹炳章　174
粟宗華　180
蘇敬　220
蘇頌　44
孫一奎　124
孫允賢　84
孫奇　43
孫思邈　32, 218
孫仁存　85
孫兆　43
孫文胤　136
孫用和　43
た　戴起宗　69
戴思恭　92
戴天章　145
戴曼公　→独立性易
ち　張鋭　64
趙開美　123
張介賓　→張景岳
趙学敏　155
張卿子　→張遂辰
張景岳　129, 254
趙継宗　103
趙献可　120
張元素　73
張杲　62
張三錫　113
張山雷　167
張志聡　144
張時徹　116
張錫駒　147
張錫純　167
張昌紹　177
張子和　74, 236
張遂辰　133
張世賢　104
趙大中　75
張倬　142
張仲景　15
張登　142
張文仲　34
張璐　138
褚澄　23
陳外郎　89
陳延之　22, 215
陳嘉謨　109
陳言　58
陳耕道　156
陳司成　135
陳士鐸　146
陳実功　124
陳師文　48
陳自明　67, 232
陳修園　154
陳蔵器　36
陳宗敬　89

索　引

〈人名索引〉

・「人物編」に立項されている人物名は、見出しのあるページを太字で示した。
・「書籍編」に立項されている書物の著者は、該当するページを明朝体で示した。

〈書名索引〉

・「書籍編」に立項されている書物名は、見出しのあるページを太字で示した。
・「人物編」に立項されている人物の著作は、該当するページを明朝体で示した。

〈人名〉

い　医緩　**9**
韋慈蔵　**35**
医和　**9**

う　惲鉄樵　**167**

え　衛沈　**17**

お　王惟一　**40**, 225
王維徳　**149**
王懐隠　**40**, 224
汪機　**105**
王吉民　**180**
王璆　**60**
王旭高　**158**
王珪　**82**
汪昂　**143**
王好古　**77**
王肯堂　**121**
王袞　**41**
王璽　**101**
王執中　**61**
王士雄　**159**
王叔和　**18**, 212
王清任　**158**
王碩　**61**
王泰林　**159**
王燾　**36**, 221
王寧宇　**132**
王冰　**37**
王文潔　**110**
王与　**81**
王履　**90**, 240
王良璨　**134**
王綸　**102**
王歴畊　**183**

か　艾元英　**88**
戈維城　**135**
柯琴　**146**
何欽吉　**132**
郭玉　**15**
郭志邃　**143**
郭坦　**56**
郭雍　**56**
華佗　**17**
何大任　**65**
葛乾孫　**86**
葛洪　**21**, 214
滑寿　**88**, 237, 238
滑伯仁　→滑寿
柯逢時　**164**
韓悉　**110**
管橓　**111**
韓祇和　**41**
鑑真　**36**
顔福慶　**179**

き　危亦林　**82**
魏峴　**62**
祁坤　**146**
魏之琇　**151**
徽宗　**50**, 229
岐伯　**7**
許胤宗　**30**
龔信　**111**
龔廷賢　**127**, 252
許弘　**94**
許鴻源　**186**
許国禎　**78**
許叔微　**56**

く　虞摶　**102**, 246

け　倪維徳　**90**
厳用和　**65**, 234

こ　江瓘　**108**
黄宮繡　**151**
黄元御　**149**
洪式閭　**173**
洪遵　**55**
公乗陽慶　**14**
高世拭　**145**
寇宗奭　**47**
黄帝　**5**
高武　**111**
寇平　**97**
高秉鈞　**157**
侯宝璋　**177**
高保衡　**41**
皇甫中　**112**
皇甫謐　**20**, 213
五雲子　→王寧宇
呉鞠通　**155**
呉球　**103**
呉儀洛　**151**
谷鏡汧　**178**
呉謙　**147**
呉崑　**122**
顧錫　**156**
呉綬　**105**
顧従徳　**116**
呉紹青　**184**
呉尚先　**161**
呉瑞　**83**
胡正詳　**179**
忽思慧　**83**
呉貞　**152**
呉普　**19**
呉又可　**137**, 256
呉有性　→呉又可

［著者略歴］

小曽戸 洋（こそと　ひろし）

1950年、山口県下関市生まれ。東京薬科大学卒業。日本大学にて医学博士・文学博士。北里研究所教授、北里研究所東洋医学総合研究所副所長、日本医史学会理事長などを歴任。現在、武田科学振興財団杏雨書屋副館長、東亜医学協会常任理事、東京薬科大学特命教授、上海中医薬大学客座教授、成都中医薬大学客座教授、北里大学客員教授など。主な編著書に『中国医学古典と日本』（塙書房）、『日本漢方典籍辞典』『新版 漢方の歴史』『針灸の歴史』（以上 大修館書店）、『漢方なるほど物語』（NHKテキスト）、『馬王堆訳注叢書 五十二病方』（東方書店）ほかがある。

〈あじあブックス〉

中国伝統医学《ちゅうごくでんとういがく》 名医《めいい》・名著《めいちょ》 小百科《しょうひゃっか》

NDC490／xii, 271p／19cm

初版第１刷――― 2023年１月10日

著者――――――小曽戸《こそと》洋《ひろし》

発行者―――――鈴木一行

発行所―――――株式会社 **大修館書店**

〒113-8541 東京都文京区湯島2-1-1

電話03-3868-2651（販売部） 03-3868-2290（編集部）

振替00190-7-40504

［出版情報］ https://www.taishukan.co.jp

装丁者―――――本永惠子

印刷所―――――壮光舎印刷

製本所―――――ブロケード

ISBN978-4-469-23322-3 Printed in Japan